耳鳴り

日本人の4人に1人が悩む国民病

難聴

耳鼻咽喉科の名医が教える

最高の治し方 大全

文響社

はじめに

　高齢化や社会環境の変化によるストレスなどにより、耳鳴り・難聴の症状を抱える患者さんは増えつづけています。

　耳鳴りは、ひどい場合では一日じゅう不快な音に悩まされることになります。音は本人にしか聞こえないことがほとんどで、病気のつらさをなかなか人に理解してもらえないという側面もあります。

　難聴になると、家族や友人とのコミュニケーションがうまくいかなくなり、ＱＯＬ（生活の質）が大幅に低下します。必要な音が聞こえなくなるため、危険を察知する能力も低下します。

　それだけではありません。耳鳴りが重症化すると、ウツ・不安・不眠といった精神症状を伴うことがあります。また、最近の研究で、難聴者は健聴者より認知症を発症するリスクが高いこともわかっています。耳鳴り・難聴は、脳の働きや心にまで大きな影響を及ぼすのです。

耳鳴り・難聴は原因が不明なことが多く、「これ以上よくならない」と、あきらめている人が多い病気です。

とはいえ、医学の進歩により、耳鳴り・難聴の原因は明らかになりつつあり、治療法も格段に進化しています。耳鳴り・難聴に悩んでいる人は、「治らない」「年齢的にしかたない」などとあきらめず、ぜひ改善をめざしていただきたいと思います。

本書は、耳鳴り・難聴に悩む人が知りたいこと、気になることについて、耳鼻咽喉《いんこう》科の専門医がQ&A方式で解説しています。病気や症状、治療法に加え、日常のセルフケアについても豊富に取り上げ、わかりやすく説明しています。

耳鳴り・難聴を改善するには、患者さん本人が病気についてよく知っておく必要があります。本書が、患者さんが耳鳴りや難聴について正しく理解し、長年悩んできた不快な症状から一日も早く解放される一助になることを願ってやみません。

慶應義塾大学医学部耳鼻咽喉科教授・診療科部長　小川　郁

耳鳴り 難聴

日本人の4人に1人が悩む国民病

耳鼻咽喉科の名医が教える最高の治し方大全

解説者紹介 ※掲載順

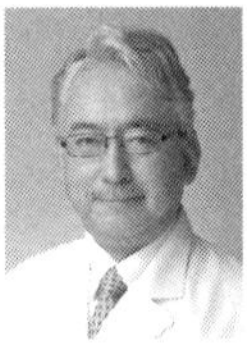

慶應義塾大学医学部耳鼻咽喉科教授・診療科部長

小川《おがわ》 郁《かおる》先生

1981年、慶應義塾大学医学部卒業。慶應義塾大学医学部耳鼻咽喉科助手、ミシガン大学クレスギ聴覚研究所研究員などを経て慶應義塾大学医学部耳鼻咽喉科教授。日本耳鼻咽喉科学会専門医、日本気管食道科学会専門医、補聴器適合判定医、補聴器相談医。所属学会は日本耳鼻咽喉科学会、日本気管食道科学会、日本聴覚医学会、日本耳科学会、日本鼻科学会。

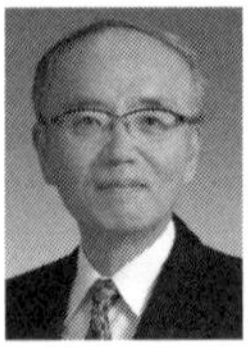

聖マリアンナ医科大学耳鼻咽喉科学教授・耳鼻咽喉科部長

肥塚《こいづか》 泉《いずみ》先生

1981年、聖マリアンナ医科大学卒業。自然科学研究機構生理学研究所、ピッツバーグ大学医学部耳鼻咽喉科留学。大阪大学医学部耳鼻咽喉科講師、東大阪市立中央病院耳鼻咽喉科部長などを経て、聖マリアンナ医科大学耳鼻咽喉科教授。日本耳鼻咽喉科学会専門医、耳鼻咽喉科専門研修指導医、日本めまい平衡医学会認定めまい相談医、補聴器相談医、日本耳科学会耳科手術暫定指導医。

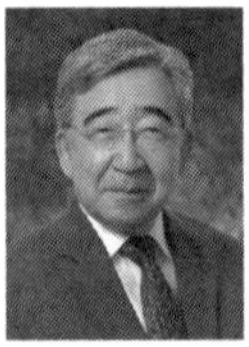

川崎医科大学耳鼻咽喉科学教授・総合医療センター耳鼻咽喉科部長、川崎医療福祉大学リハビリテーション学部言語聴覚療法学科教授

秋定《あきさだ》 健《たけし》先生

1983年、川崎医科大学卒業。川崎医療福祉大学医療技術学部感覚矯正学科（現：リハビリテーション学部言語聴覚療法学科）教授などを経て川崎医科大学耳鼻咽喉科学教授。日本耳鼻咽喉科学会専門医、日本気管食道科学会専門医、日本臨床腫瘍学会暫定指導医、日本アレルギー学会専門医 、日本東洋医学会漢方専門医、日本耳鼻咽喉科学会補聴器相談医、日本めまい平衡医学会認定めまい相談医。

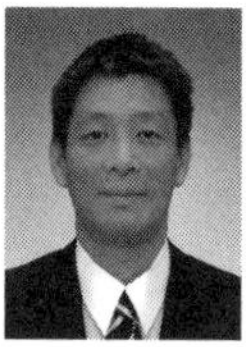

済生会宇都宮病院
耳鼻咽喉科主任診療科長・
聴覚センター長

新田清一《しんでんせいいち》先生

1994年、慶應義塾大学医学部卒業。同大学医学部耳鼻咽喉科学教室入局後、同教室助手等を経て、2004年より現職。2010年、ベルギーのセント・アウグスティヌス・ホスピタルなどに臨床留学。慶應義塾大学医学部耳鼻咽喉科学教室客員講師、日本聴覚医学会代議員、日本耳科学会代議員、日本耳鼻咽喉科学会栃木県補聴器キーパーソンなどを兼務。日本耳鼻咽喉科学会専門医、補聴器適合判定医、補聴器相談医。

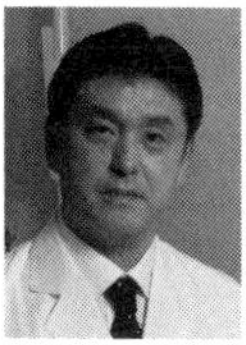

埼玉医科大学客員教授、
川越耳科学クリニック院長

坂《さか》田《た》英明《ひであき》先生

1988年、埼玉医科大学医学部卒業。帝京大学医学部附属病院耳鼻咽喉科、ドイツ・マクデブルク大学耳鼻咽喉科、ニューヨーク州立大学耳鼻咽喉科、埼玉県立小児医療センター耳鼻咽喉科(科長)兼副部長、目白大学保健医療学部言語聴覚学科教授などを経て、2015年、川越耳科学研究所クリニック開設。日本耳鼻咽喉科学会専門医。

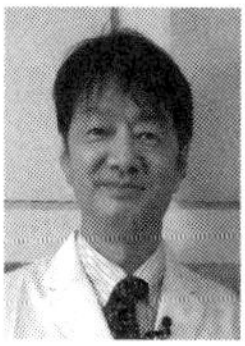

国際医療福祉大学医学部耳鼻咽喉科
教授・耳鼻咽喉科部長

中川雅文《なかがわまさふみ》先生

1986年、順天堂大学医学部卒業。創進会みつわ台総合病院副院長。東京医科大学聴覚人工内耳センター兼任講師、東京医療センター感覚器センター研究員、国際医療福祉大学耳鼻咽喉科教授などを経て現職。日本耳鼻咽喉科学会専門医、補聴器適合判定医（日本耳鼻咽喉科学会認定補聴器相談医)、日本気管食道科学会専門医、日本臨床神経生理学会認定医（脳波)。

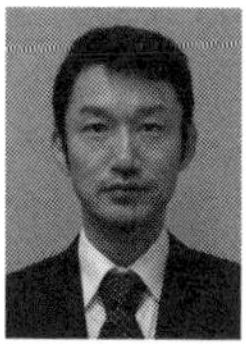

国際医療福祉大学医学部生理学教授

岡本秀彦《おかもとひでひこ》先生

1999年、大阪大学医学部卒業。トロント大学ロットマン研究所研究員、ミュンスター大学生体磁気研究所博士研究員、自然科学研究機構生理学研究所統合生理研究系准教授を経て現職。専門分野は神経生理学、ヒト脳イメージング、聴覚医学。日本生体磁気学会理事、日本生理学会評議員、日本臨床神経生理学会評議員。日本耳鼻咽喉科学会認定専門医。

目次

第2章 耳鳴りの診察・検査についての疑問 4

第3章 耳鳴りの治療についての疑問23 …… 55

第4章 耳鳴りのセルフケアについての疑問16

第5章 難聴の原因・症状についての疑問25 …… 107

第7章 難聴の治療についての疑問22

第9章　難聴のセルフケアについての疑問15

第1章

耳鳴りの原因・症状についての疑問29

Q1 そもそも、耳鳴りとはどういう状態を指しますか？

耳鳴り（耳鳴《じめい》）とは、体外で音がしていないのに、何か音がしているように感じる状態（聴覚異常感）のことです。２０１９年の「国民生活基礎調査」によると、65歳以上の日本人の約３割に耳鳴りの症状があるという結果が出ています。

耳鳴りは、次の３つに分けることができます。

①拍動性耳鳴り

鼓動と一致して聞こえる耳鳴り。他覚的耳鳴り（体内に血流などの音源があり、他人が聞くことができるもの）の一種。

②非拍動性耳鳴り

他覚的耳鳴りの一種で、鼓動とは一致しないタイプ。筋性耳鳴り（耳周囲の筋肉の収縮リズムの異変で起こる耳鳴り）などがある。

③自覚的耳鳴り　本人にしか聞こえない耳鳴り。

耳鳴りの多くが自覚的耳鳴りで、体内には音源がありません。にもかかわらず音が

耳のしくみ

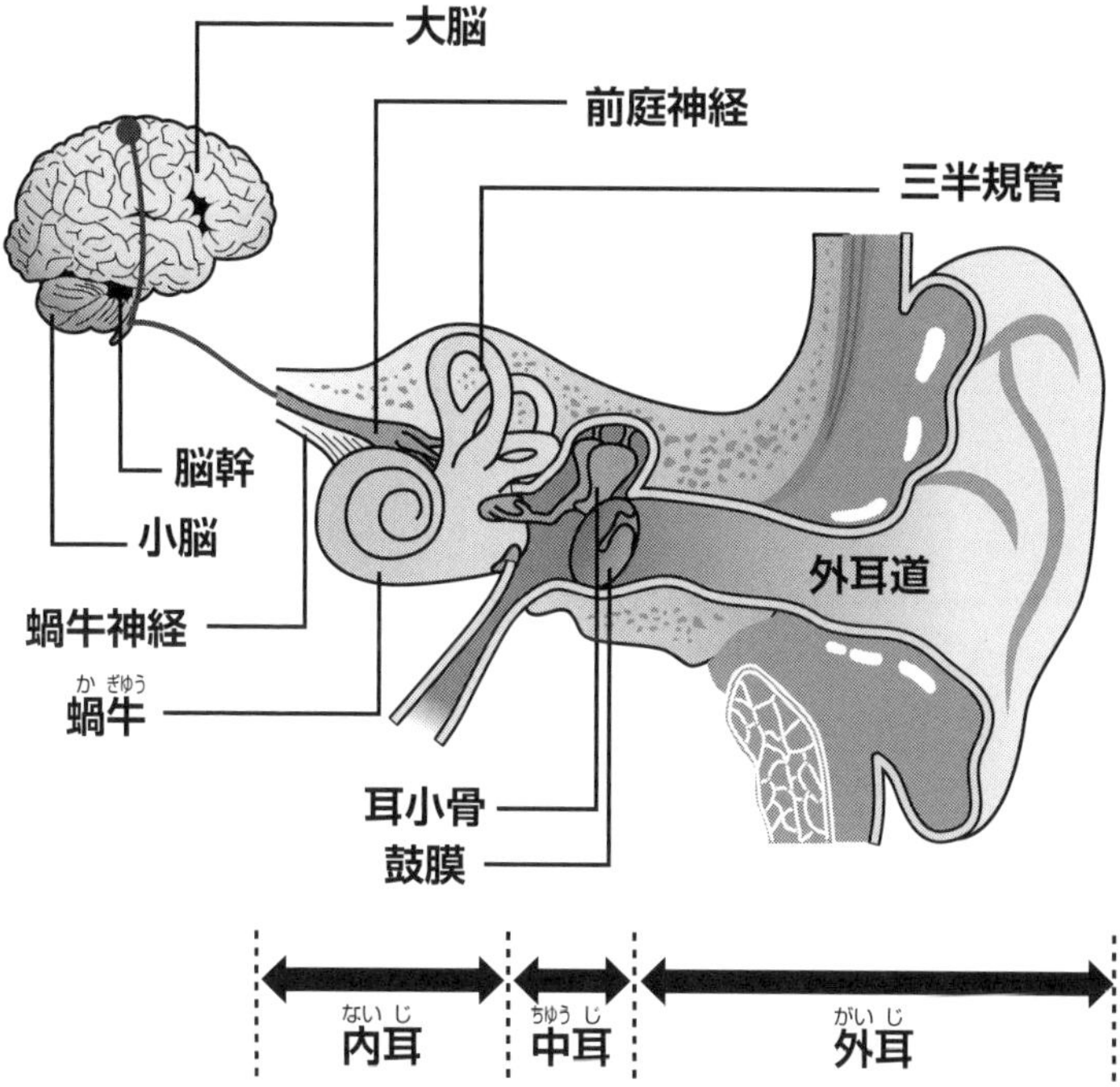

聞こえる原因として、外耳から聴覚中枢にいたる聴覚路（聴覚伝導路）のどこかに、なんらかの障害が生じている可能性が考えられます。

　耳鳴りを訴える人は、自覚的耳鳴りが大半ですが、耳あかや水、小さな虫、ゴミなどが外耳に入って耳鳴りを起こす場合もあります。拍動性耳鳴りの原因には貧血や動脈瘤《りゅう》、脳動静脈瘻《ろう》などがあり、これらの原因を治療することで症状が改善します。（小川　郁）

Q2 耳鳴りがします。私の耳でいったい何が起こっているのですか？

耳鳴りには多くの原因があり、耳鳴りの現れ方もさまざまです。実際に体内になんらかの音源がある場合もあれば、障害や疾患《しっかん》が原因の場合もあります。気圧の変化による中耳《ちゅうじ》の圧変化が原因になることや、頭痛やめまい、関節痛などの体調不良が影響して耳鳴りが起こることもあります。

耳鳴りにはいくつものタイプがあり、原因と思われるものも異なります。Ｑ１で述べた分類（他覚的・自覚的）のほかに、音色によっても次のように分類されます。

①低音性耳鳴り

「ゴー」「ボー」という低い音が聞こえたり、耳がつまったように感じたりする耳鳴り。回転性めまいを伴う場合はメニエール病（Ｑ27を参照）、耳がつまって聞こえる場合は耳管開放症《じかんかいほうしょう》（Ｑ28を参照）が疑われる。

②高音性耳鳴り

「キーン」「ピー」など、高い電子音や金属音が聞こえる耳鳴り。主に、内耳や聴神

耳鳴りの原因や症状はさまざま

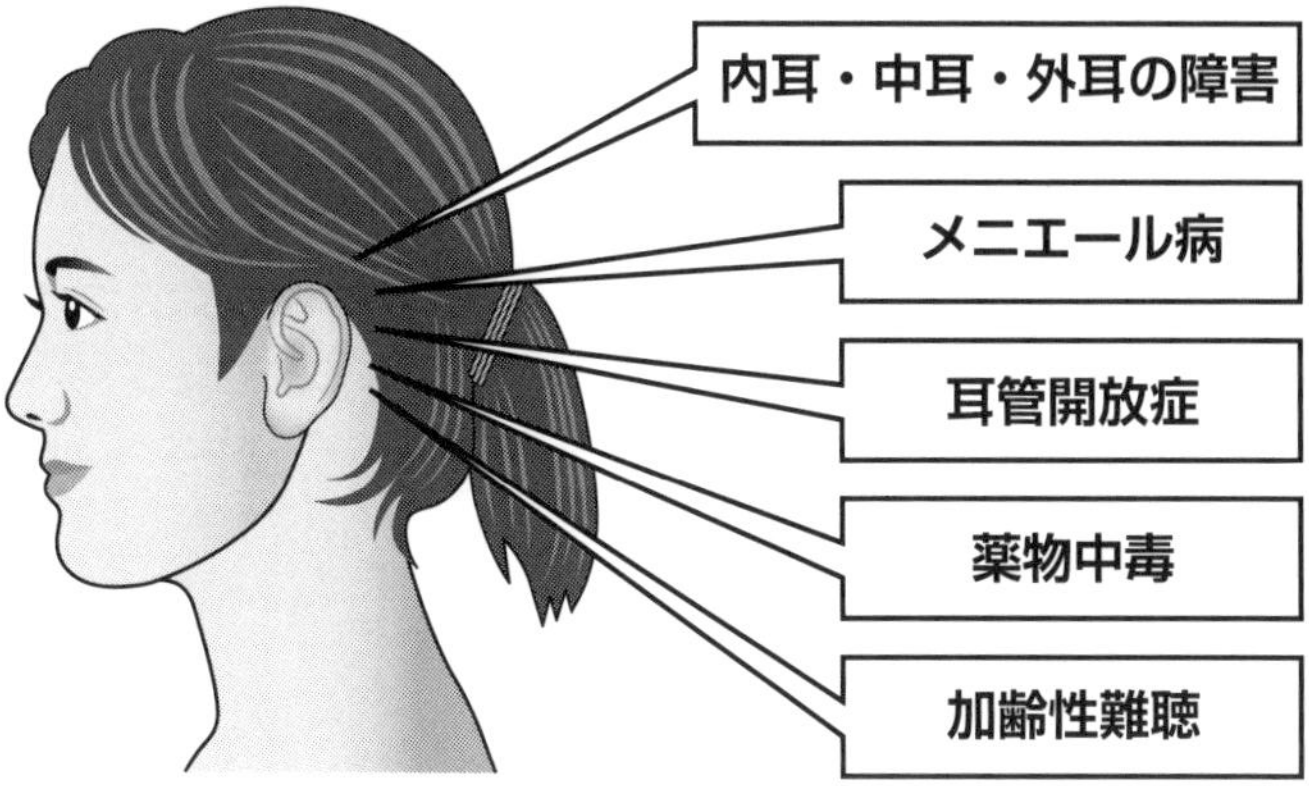

経など、音を電気信号に変換して脳に伝える器官が障害されると起こることが多い。加齢性難聴にも多い耳鳴り。

③雑音性耳鳴り

「ジージー」「ザーザー」などの音に加え、「シュー」といった異音が混在して聞こえる耳鳴り。耳の広い範囲で障害が発生している場合や、複数の原因が複合している場合がある。

④単音性耳鳴り

「プー」「シー」など、特定の音だけが聞こえる耳鳴り。雑音性の耳鳴りに比べると、耳の狭い範囲で障害が起こっている場合が多い。

耳鳴りの聞こえ方からすぐに原因を特定するのは難しいものの、ある程度、推測することは可能です。自分の症状をよく観察し、医師に正確に伝えるよう心がけてください。

（小川　郁）

Q3 耳鳴りの音はどこで鳴っているのですか？

耳鳴りには、実際には全く音源が存在せず、自分にしか聞こえない**「自覚的耳鳴り」**と、自分の体内に音源があり、本人だけでなく周囲の人も音を聞くことができる**「他覚的耳鳴り」**があります。耳鳴りに悩んでいる人の多くは自覚的耳鳴りです。

音は、外耳道《がいじどう》（耳の穴）から、鼓膜、中耳、内耳、聴神経を経て、脳幹、大脳の聴覚野《ちょうかくや》に電気信号で伝わり、音として認知されます。この経路は「聴覚路」と呼ばれ、自覚的耳鳴りは聴覚路の中のどこかの組織の障害により発生しているものと考えられます。また、組織に異常がない場合でも、脳の異常な興奮により、存在していない音を脳が間違って認知して起こる耳鳴りもあります。

他覚的耳鳴りは、心臓の鼓動や血液の流れる音、筋肉がけいれんすることで発生する音など、体内で鳴っている音を認知してしまうものです。聴診器や小さな音を感知する機械を用いれば、耳鳴りの原因となっている音を聞き取ることができます。

こうした耳鳴りの原因は、耳鼻咽喉《いんこう》科で検査を受けなければわかりません。耳鳴りを治すには、検査と適切な治療が何より重要です。

（小川　郁）

Q4 耳鳴りがなかなか治らないのはなぜですか？

耳鳴りの原因は人によりそれぞれ異なります。しかし、耳鳴りを訴える患者さんの多くは、検査をしても原因を特定できないまま、なかなか治らない耳鳴りに悩まされつづけています。

耳鳴りがなかなか治らない理由は、**耳鳴りは特別な症状ではなく、すべての人にあるものだから**です。健康な人でも、疲れがたまったときなど、「キーン」という音が聞こえることがあると思います。また、気圧が変化したときも、同じような音がします。つまり、健康な人でも耳鳴りはあるということです（生理的耳鳴りという）。ですが、健康な人は、耳鳴りに悩むことはありません。これは、脳が耳鳴りと認識していないためで、決して耳鳴りがないからではないのです。

このように、耳鳴りが「ゼロ」になることはないので、「耳鳴りが治る＝耳鳴りがゼロになる」ということを求めるなら、耳鳴りは治らないことになります。しかし、耳鳴りに悩んでいる人が適切な治療をすれば、耳鳴りの悩みを遠ざけ、耳鳴りの音を気にしない生活を取り戻すことは十分に可能なのです。

（小川　郁）

Q5 「慢性耳鳴」と診断されましたがどんな状態ですか？

　耳鳴りは、ごく短期で治まる場合もありますが、慢性的にある程度の期間、症状が持続する場合もあります。そのような耳鳴りは「慢性耳鳴《じめい》」と呼ばれます。

　ドイツの診療ガイドラインでは「3ヵ月以上持続」して耳鳴りの症状がある場合に慢性耳鳴としているようですが、アメリカの診療ガイドラインでは「6ヵ月以上持続」とされています。同じアメリカでも、米国疾病《しっぺい》管理予防センターでは、慢性耳鳴について「3ヵ月以上持続」と定義しています。なお、アメリカの診療ガイドラインで「6ヵ月以上持続」としたのは、「持続6ヵ月未満の急性耳鳴は、28％が自然に改善した」という報告が根拠となっているようです。

　日本の医療現場では、急性・慢性を3ヵ月で区分するのが一般的になっていることから、『耳鳴診療ガイドライン2019年版』では、ドイツの診療ガイドラインと同じく**「3ヵ月以上持続」する耳鳴りを慢性耳鳴としています**。なお、すぐに治まる場合でも、くり返し耳鳴りが起きる場合は慢性耳鳴とされます。


（小川　郁）

Q6 耳鳴りが改善すればウツや不安、不眠も治りますか？

耳の中でうるさい音が鳴り響くと、「物事に集中できない」「夜眠るときの妨げになる」「不安な気持ちになる」「日々の生活を楽しめない」といったことに悩まされるようになりがちです。

このように、耳鳴りが精神的に大きな負担となり、心身に強いストレスを与えているケースは少なくありません。耳鳴りに関連して生じる諸症状として、ウツ・不安・不眠・集中力の低下といったものがあげられます。こうした症状が現れると、患者さんのＱＯＬ（生活の質）は著しく低下します。

耳鳴りの大きな原因の一つに、心身のストレスがあることがわかっていますが、耳鳴りそのものがストレスになることで、そのストレスが症状を悪化させてしまう悪循環に陥ることも考えられます。逆に、耳鳴りの症状が緩和されれば、それに伴うストレスも軽減します。その結果として、ウツや不安、不眠などについても、症状の改善が期待できるでしょう。

（小川　郁）

Q7 耳鳴りは難聴の原因になりますか？

耳鳴りがするからといって、必ずしも難聴になったり、難聴を伴ったりするとは限りません。しかし、耳鳴りに気を取られて難聴に気づかないことはあります。例えば、耳鳴りだけを訴える患者さんを診察したところ、その原因が加齢性難聴だった、というケースが珍しくありません。

加齢性難聴の場合は高音域から聞こえにくくなりますが、これは高音の電気信号が脳に伝わらない状態と考えられます。低音や中音の電気信号は脳に届くのに、高音の電気信号が届かないと、脳は高音の電気信号について特に強く意識するようになります。そして、高音を聞き取るために電気信号をより強くしようと過度に興奮した結果、音がないのに高音だけが聞こえてしまう耳鳴りが発生します。高音が少し聞こえにくくなった程度なら日常生活に支障はないため、難聴に気づかないのです。

このように、耳鳴りが難聴の原因になるというより、耳鳴りは難聴と非常に深い関係にあると考えたほうがいいでしょう。実際に、耳鳴りを感じる人の約9割に難聴があり、難聴の人の約半数が耳鳴りを抱えているというデータもあります。（小川　郁）

Q8 天気が悪くなると耳鳴りがするのはなぜですか？

これは、低気圧が影響しているものと考えられます。気圧とは、空気の層による圧力のことで、私たちは常にこの圧力を受けて生活しています。低気圧とは気圧が低い（大気の圧力が低い）状態のことで、体にかかる圧力も低いということになります。

低気圧のときの天気は悪くなりやすく、高気圧のときはよい天気になりやすくなります。つまり天気が悪い日の多くは、気圧が低い日ということになります。

内耳《ないじ》の聴覚器（蝸牛《かぎゅう》）や三半規管（体の平衡感覚をつかさどる器官）は、この気圧の影響を受けやすく、気圧の変化で耳鳴りが現れることがあります。また、低気圧のときは体にかかる圧力が弱くなるため、血管内圧は低下し、血流はゆるやかになります。血流が弱いと聴覚に関連する器官に送られる酸素や栄養が不足し、聴力も低下してしまいます。脳は、これを補おうと音の感度を上げますが、同時に雑音なども増幅してしまい、耳鳴りが発生するのです。

また、体にかかる圧力が低いと細胞や血管が膨張し、神経を圧迫します。その結果、耳鳴りが生じることもあります。

（小川　郁）

Q9 「頭鳴り」と診断されましたが耳鳴りと何が違いますか？

耳鳴りは一般に内耳《ないじ》の異常で起こりますが、脳に原因がある耳鳴りもあり、これは「頭鳴《ずな》り（頭鳴《ずめい》）」と呼ばれます。「キンキン」「サー」といった音が頭の中で響く状態です。頭頂部や後頭部、ときには頭の奥から聞こえるように感じることもあります。頭鳴りの多くは両耳に同じように起こり、加齢性難聴や騒音性難聴など左右耳対称性の難聴（左右の聴力が同レベルで低下している難聴）に合併することが多いようです。

そのほかにも、まれに**①脳に腫瘍《しゅよう》などの病変ができる、②脳に流れる血液が不足する**などが原因になることもあります。

血流不足が原因の場合は、鼓動に伴って「キンキン」「ザーザー」という音を感じることがあります（拍動性頭鳴り）。また、体の平衡感覚の障害や回転性の激しいめまいなどが起こることがあります。脳腫瘍が原因の場合は症状がゆっくり進むため、病変のシグナルである頭鳴りやめまいを放置し、病状が悪化してしまうケースがあります。早めに医療機関で診察を受けることが大切です。

（小川　郁）

Q 10 片耳だけに起こる耳鳴りの原因は？

片側だけで聞こえる耳鳴り（片側性耳鳴り《へんそくせいじめいり》）は、どちらかの耳自体に異常が生じている場合に起こります。例えば、片側の外耳道炎《がいじどうえん》や中耳炎、突発性難聴に伴う耳鳴りは、病気が発生した側の耳に起こります。

片側性耳鳴りは、聴神経腫瘍《しゅよう》でも起こります。聴神経腫瘍は聴覚や平衡感覚を担う内耳の神経に良性の腫瘍ができる病気で、腫瘍がある片側の耳だけに耳鳴りや難聴が現れます。聴神経腫瘍が原因で起こる耳鳴りや難聴は、腫瘍が大きくなるにつれて悪化していきます。

メニエール病（Q27を参照）が片側性耳鳴りの原因になることもあります。メニエール病では、左右どちらかに強い耳鳴りを感じることがありますが、まれに両側の耳に症状が現れる両側性メニエール病で、ときには右側が強く感じたり、またあるときは左側が強く感じたりすることがあります。

いずれの原因も、緊急に対処することが必要な病気です。可能な限り、早めに医療機関で受診する必要があります。

（小川　郁）

Q11 両耳で聞こえる耳鳴りの原因は？

片側の耳に耳鳴りがある場合は、耳そのものになんらかの異常がある場合がほとんどですが、両耳で耳鳴りが起こる場合（両側性《りょうそくせい》耳鳴り）は、その多くが**加齢性難聴**（Q84を参照）や**騒音性難聴**（Q97を参照）が原因と考えられます。

両側性耳鳴りの原因として最も多く見られるのが加齢性難聴です。耳鳴りは難聴に伴うことが多いので、加齢とともに耳鳴りの頻度は高くなっていきます。65歳以上の人の30％に耳鳴りがあるという報告もあります。

音響性聴器障害による耳鳴りは、ダメージを受けた側の耳に起こりますが、騒音が原因になる騒音性難聴は、両側で起こることが多いようです。耳鳴りの症状は、比較的初期に見られますが、徐々に進行して聞こえが悪くなります。

そのほかに考えられる原因として、両側性メニエール病や特発性感音難聴がありま す。両側性メニエール病は左右両側の耳に発生するメニエール病で、この場合も両側性耳鳴りに分類されます。

（小川　郁）

Q12 キーン、ピー、シーンという高音性の耳鳴りの原因は？

「キーン」「ピー」「シーン」など、かん高い金属音や電子音のような音が聞こえる耳鳴り（高音性耳鳴り）は、主に、内耳《ないじ》や聴神経など、音を電気信号に変換して脳に伝える器官に障害が発生することで起こります。その原因としては、年齢を重ねることで起こる**「加齢性難聴」**（Q84を参照）などが疑われます。

例えば、加齢性難聴では、蝸牛《かぎゅう》の有毛細胞が障害されることで高音域から徐々に聞こえなくなります。高音域が聞こえなくなることで、脳がその音域の電気信号をより強くしようと働くと高音の耳鳴りが起こります。

高音性の耳鳴りは、大きな騒音の中で仕事を続けるうちに起こる**「騒音性難聴」**でも起こります。

高音の耳鳴りが聞こえる場合、数十秒で消えれば特に問題はありませんが、持続する場合は早めに耳鼻咽喉《いんこう》科を受診してください。

（小川　郁）

Q13 ブーン、ボー、ゴーという低音性の耳鳴りの原因は?

「ブーン」「ボー」「ゴー」などと表現される低音の耳鳴り（低音性耳鳴り）は、低い周波数の音だけが聞こえにくくなる**「低音障害型感音難聴」**が原因で多く発生します。例えば、最近になって若い女性に増えている「急性低音障害型感音難聴（ＡＬＨＬ）」の場合、急に低い音が聞こえにくくなるのと同時に、ゴーという低い耳鳴りを感じることがあります。こうした低音障害型感音難聴は原因が明らかになっていませんが、ストレスが関係していると考えられています。ふだんの生活では、適度な運動や十分な睡眠を心がけましょう。

低音性耳鳴りは、ほかの病気が原因で起こることがあります。回転性めまいを伴えば**「メニエール病」**（Ｑ27を参照）、耳がつまったり、自分の声が反響して聞こえたりする場合は**「耳管開放症」**（Ｑ28を参照）が疑われます。

低音性耳鳴りは、内耳《ないじ》の障害でも起こりますが、音の空気振動を伝える外耳や中耳に障害がある場合にも見られます。

（小川　郁）

Q14 ザーザーという波のような耳鳴りの原因は？

雨や波のような「ザーザー」という音、虫が鳴いているような「ジージー」という音、「シュー」「ヒュー」といった異音が入り混じって聞こえる耳鳴り（雑音性耳鳴り）は、耳の広い範囲で障害が生じていると考えられます。

「ザーザー」といった雨や波のような音の耳鳴りの場合は、耳の奥の血管を流れる血液の音が原因となっている他覚的耳鳴り（Q１を参照）の一種の可能性があります。ザーザーという音が心臓の鼓動と同じ周期で聞こえたら**「血管拍動性耳鳴り」**という症状で、脳動静脈瘻《ろう》や脳動脈瘤《りゅう》、中耳《ちゅうじ》や外耳の腫瘍《しゅよう》が原因になっている可能性があります。

また、耳の中で水の流れる感じや、めまい、「ポン」というような破裂音を伴う場合は**「外リンパ瘻」**（Q95を参照）が疑われます。

以上のような症状がある場合は、一刻も早く、耳鼻咽喉《いんこう》科を受診してください。

（小川　郁）

Q15 カタカタ、コトコトという音のする耳鳴りの原因は？

「カタカタ」「コトコト」という音がする他覚的耳鳴りがまれに起こることがあります。これは、中耳《ちゅうじ》にある「アブミ骨」についている「アブミ骨筋」が異常なけいれん様の収縮をすることで起こります。

アブミ骨とは、鼓膜の内側にある体の中で最も小さな骨で、音を内耳に伝える耳小骨《じしょう》骨《こつ》の一つです。このアブミ骨につながるアブミ骨筋は、過大な音によって収縮し、耳小骨の働きを抑えることで内耳を守る働きをしています。アブミ骨筋は顔面神経に支配されますが、水痘帯状疱疹《すいとうたいじょうほうしん》ヘルペスウイルスによる顔面神経マヒ（ラムゼイ・ハント症候群）や外傷性顔面神経マヒなどの後遺症としてアブミ骨筋性の耳鳴りが生じるようになります。

なお、ラムゼイ・ハント症候群は難聴やめまいの原因ともなり、難聴が生じる場合は「キーン」とか「ジー」という耳鳴りが起きることがあり、早期の治療が必要になります。

（小川　郁）

Q16 耳の中でガサガサ、ゴソゴソと聞こえるのも耳鳴りですか？

耳の中で「ガサガサ」「ゴソゴソ」というような音が聞こえるのも、耳鳴りの一種です。耳あかや、毛髪などの外耳道異物《がいじどういぶつ》が原因で起こることが多いようです。

耳あかは、通常の場合、放置していれば自然に脱落していきます。ところが、耳あかをためすぎたり、耳かきをすることで耳あかが外耳道に深く押し込まれたりすると、外耳道をふさぐように固まることがあります（耳垢塞栓《じこうそくせん》という。Q81を参照）。この耳あかが鼓膜に接触することで、こうした音が聞こえるのです。

また、毛髪やゴミ、虫の死骸《しがい》などの外耳道異物でも、同様の耳鳴りが聞こえることがあります。

こうした耳鳴りは、耳あかや外耳道異物を除去することで解消します。ただし、自分で行うと鼓膜を傷つけることがあるので、耳鼻咽喉科《いんこうか》で異物を除去してもらうといいでしょう。

（小川　郁）

Q17 睡眠不足は耳鳴りの原因になりますか?

十分な睡眠は、耳鳴りの改善に役立ちます。

人の身体は、自律神経によりさまざまな機能が調節されています。自律神経とは、意志とは関係なく内臓や血管、汗腺《かんせん》など、生理機能をコントロールしている神経です。

自律神経は、身体の活動時に働く交感神経と、休息時に働く副交感神経があり、活動が活発な日中は交感神経が優位になり、休息する夜間は副交感神経が優位になるというリズムを持っています。自律神経は、過剰なストレスや長期間のストレスにさらされると、バランスが乱れ、身体の状態にも悪影響を及ぼします。

人は夜間、睡眠をとることで心身を休息させていますが、睡眠が十分にとれないと**自律神経のバランスが乱れ、大きなストレスとなり、耳鳴りの症状を悪化させてしまうと考えられます。**良質な睡眠をとるためには、不安や不満、疲労といった、ストレスから自身を遠ざけ、適度な運動をし、規則正しい生活を送ることが大切になります。自律神経のバランスが整えば、自然と夜には眠くなり、熟睡することができるようになります。その結果、耳鳴りも和らぐ効果が期待できるでしょう。

(小川　郁)

Q18 頭痛は耳鳴りの原因になりますか？

耳鳴りは、片頭痛や緊張性頭痛で憎悪することがあります。片頭痛は発作性に起こる慢性頭痛の一種で、こめかみから目のあたりがズキズキと心臓の動きに合わせるようなリズムで痛みます。キラキラする光で見えにくくなることも特徴の一つです（閃《せん》輝《き》暗点《あんてん》）。片頭痛が起こるしくみは解明されていませんが、脳血管の収縮・拡張で起こるという説や、脳そのものになんらかの原因があるという説（中枢起源説）、脳血管や三叉《さんさ》神経終末に原因が見られるとする説（三叉神経血管説）などが考えられています。こうした脳への刺激が影響して、耳鳴りが増悪すると考えられます。

また、厳密には頭痛が耳鳴りを引き起こしているわけではありませんが、頭痛と耳鳴りが併発する病気に緊張性頭痛があります。長時間のパソコン、携帯メール、ゲーム機の使用や車の運転などで無意識に筋肉の緊張が高められ、頭痛が誘引されます。精神的なストレスも大きくかかわっているとされています。

こうした耳鳴りを防ぐには、十分な睡眠をとり、筋肉の緊張を和らげるような規則正しい生活を送ることが肝心です。

（小川　郁）

Q19 肥満は耳鳴りの原因になりますか？

太ることが直接、耳鳴りを招くということはありませんが、肥満を招く状態が耳鳴りの原因になることがあります。

中高年の肥満や脂質異常症（高脂血症）・高血糖・高血圧といった、いわゆるメタボリック症候群と呼ばれる状態は、年を取ることで内耳《ないじ》（蝸牛《かぎゅう》）が衰えて起こる「加齢性難聴」（Q84を参照）の最大の発症リスク要因とされています。Q12で説明したように、加齢性難聴で高音域が聞こえなくなると、脳がその音域の電気信号をより強くしようと働き、「キーン」「ピー」といった高音の耳鳴りが起こります。

肥満の人は、脂質やコレステロールの摂取量が多い傾向にありますが、こうした食生活は動脈硬化（血管の老化）を招きます。動脈硬化で血流障害が起こると、内耳《ないじ》の有毛細胞や聴神経に十分な酸素や栄養が届けられなくなってしまいます。その結果、有毛細胞の障害や聴神経の衰えが起こり、加齢性難聴を招く危険が高まります。メタボを指摘されている人は、注意してください。

（小川　郁）

Q20 高血圧や高血糖は耳鳴りの原因になりますか？

健康維持のために、血圧や血糖値をコントロールすることはとても大切ですが、このことは耳鳴りの予防にも役立ちます。

糖尿病で加齢性難聴（Q84を参照）が早く発症することはよく知られています。ある研究では、糖尿病の患者さんは健常者に比べ、聴力障害の発症リスクが2倍以上になることが確認されたと報告しています。また、糖尿病は、突発性難聴を併発する例もあることがわかっています。加齢性難聴、突発性難聴はともに耳鳴りの原因となり、耳鳴りに悩む人が耳鼻咽喉《いんこう》科で診察を受けた結果、こうした難聴が見つかった例は少なくありません。

Q19で述べたように、動脈硬化（血管の老化）は聴力障害に深く関係しています。糖尿病や脂質異常症（高脂血症）は高血圧や動脈硬化の危険因子であり、また、血液が粘稠《ねんちゅう》（ネバネバして濃くなること）になることによって小さな器官である内耳の障害が起こりやすくなります。これらについて指摘されている人は、難聴や耳鳴りなどの聴覚障害についても注意する必要があります。

（小川　郁）

Q21 腎臓が悪いのですが耳鳴りに関係ありますか？

データにバラつきがあるものの、慢性腎《じん》不全の患者さんには、耳鳴りや難聴を併発するケースが多いという報告があります。

腎臓と内耳は血管の構造や機能のうえで類似点が多くあります。そのため、腎臓に対する毒性（腎毒性）を持つストレプトマイシンなどのアミノ配糖体系抗菌薬は、腎毒性とともに内耳に対する毒性（内耳毒性）を有します。ループ利尿薬と呼ばれるフロセマイド（利尿薬）が難聴の原因となるのも、その表れです。

また、透析《とうせき》の患者さんに一定数の聴覚障害が発生していることについては確認されています。

とはいえ、糖尿病から透析治療が必要となったケースも多く、こうした聴覚障害が、腎臓の病気に影響してのものであるのか、糖尿病が影響しているのか、それとも加齢性難聴が原因のものであるのかを確かめることは難しく、その関係性は解明されていません。

（小川　郁）

Q22 原因を取り除けば耳鳴りは消えますか？

耳鳴りの治療では、残念ながら耳鳴りを「完治する」または「耳鳴りを完全にゼロにする」ような治療薬は、まだありません。多くの場合、難聴が耳鳴りの原因となっているので、難聴の治療ができれば耳鳴りも消えることが期待できます。例えば、「耳垢塞栓《じこうそくせん》」（Q16を参照）による耳鳴りの場合は、外耳道《がいじ》にたまった耳あかを取り除くことで耳鳴りや難聴が完治します。慢性中耳炎や耳硬化症では聴力改善手術で難聴が改善すれば耳鳴りも軽減します。突発性難聴のような急性感音難聴に伴う耳鳴りも、早期治療で突発性難聴が治癒《ちゆ》すれば耳鳴りも消えることになります。しかし、加齢性難聴のような慢性感音難聴は現時点では治療が困難なので、耳鳴りを完全に取り除くことは難しくなります。

しかし、あきらめる必要はありません。難聴の治療が困難でも、補聴器などで聴力を補うことで耳鳴りを軽減させ、苦痛を抑えることは可能です。**耳鳴りは、原因に即した対策をていねいに根気よく行うことで、気にならない音量に下げることができます。**放置せず、あきらめないで治療に取り組むことが、何より重要です。（小川　郁）

Q23 静かな部屋に入るとかすかに耳鳴りがしますが病気ですか？

一切の音のない静かな場所にいると、「シーン」という音を感じますが、これは「生理的耳鳴り」または「無響室性耳鳴り」と呼ばれるものです。これは誰もが感じる現象で、病的な耳鳴りではありません。音のある場所に行けば感じない耳鳴りです。

漫画などで、音のない静かな状態を表現するとき、「シーン」という擬音が用いられます。この「シーン」というのは、まさに生理的耳鳴りを表現したもので、漫画家の手塚治虫さんが最初に用いたとされています。なお、文豪の夏目漱石さんや志賀直哉さんも、作品の中で「シン」と書いて静かな情景を表現しています。

蝸牛《かぎゅう》の中にある外有毛細胞は、静かな空間にいても、小さな音を拾うために振動しているのですが、「シーン」という音は、この外有毛細胞の動きで鳴っているわずかな音ではないかと考えられています。外部空間に音がないのに感じる音なので、これも耳鳴りといえるのですが、健康上全く問題のないものです。

（小川　郁）

Q24 コンサート後に続いている耳鳴りは放置しても大丈夫？

コンサートで大きな音を長時間聴いたり、爆発音のような大きな衝撃音に見舞われたりしたあとなどに、強い耳鳴りが起こることがあります。難聴や耳閉感（耳がつまったような感覚）、耳の痛みを伴うケースもあります。

これは、大きな音（激しい振動）により蝸牛《かぎゅう》の中にある有毛細胞が障害されたことが原因で急性の感音難聴になったもので、「急性音響外傷」と呼ばれています。軽微であれば自然に治ることもありますが、放置すると難聴が慢性化して、「慢性音響性難聴」になってしまうことがあります。**慢性化してしまうと、治療が非常に困難になってしまうので注意が必要です。**

このように、コンサートなどが原因で起こる耳鳴りは、放置は絶対に禁物です。

静かな環境で耳を休ませて症状が改善すればいいのですが、それでも持続する場合は、突発性難聴と同様に、発症後１週間以上放置すると治癒《ちゆ》率は格段に悪くなります。放置することなく、早めに耳鼻咽喉《いんこう》科を受診するようにしてください。

（小川　郁）

Q25 危険な耳鳴りと放置していい耳鳴りの見分け方はありますか？

耳鳴りの中には、生命の危険を伴う病気が隠れているケースもあります。特に、脳の病気が影響して起こる耳鳴りは「危険な耳鳴り」といえるでしょう。

例えば、脳幹から聴覚中枢までの中枢聴覚路に脳梗塞《こうそく》や脳出血が起きた場合、耳鳴り・難聴・めまい・視力異常・くちびるのしびれや舌のもつれ、手足のしびれなどの症状が出ることがあります。脳出血では激しい頭痛も特徴的です。こうした脳の疾患《しっかん》では、迷わず「119番」に連絡し、救急車を呼ぶようにしてください。

また、頭鳴《ずな》り（Q9を参照）が起きている場合は、脳腫瘍《しゅよう》が原因になっている可能性があります。耳鳴りの原因が聴神経腫瘍の場合も、腫瘍が大きくなることで顔面神経マヒや感覚障害・運動障害・視力異常などの症状が現れることもあります。これらの症状が確認できたときは、早急に脳神経外科を受診するようにしてください。

（小川　郁）

Q26 耳鳴りとめまいがしますが原因はなんですか？

耳鳴りとめまいは、併発することの多い症状です。どちらも、内耳《ないじ》の病気や脳に関連する病気などで発症します。聴覚や平衡感覚を担っている内耳のどこかに異常があると、耳鳴りとめまいが同時に生じることがあります。こうした症状が継続したり、くり返し現れたりするような場合は注意が必要です。脳に関連する病気の場合、「頭痛」「手足や顔面のしびれ」「構語障害（ろれつが回らない）」「意識障害」などの症状が現れます。そのようなときは、迷わず救急車を呼んでください。

脳に関連する病気以外では、メニエール病（Q27を参照）や、めまいを伴う突発性難聴（Q90を参照）などがよく知られています。メニエール病は、回転性のめまいと、それに伴う耳鳴りや難聴が現れる発作がくり返し起こるのが特徴です。突発性難聴は、突然に高度の難聴が発生する疾患《しっかん》です。難聴は片側性の場合が多いですが、両側性もあります。耳鳴りは、難聴の発生と同時または前後して生じる例が多いようです。めまいを伴う突発性難聴は、めまいが難聴の発生と同時または前後して生じますが、めまい発作をくり返すことはありません。

（肥塚　泉）

Q27 「メニエール病」と診断されました。どんな病気ですか？

突然、グルグルと自分や周囲が回るようなめまいが起こり、耳鳴りや耳がつまったような感覚（耳閉塞感《じへいそく》）、難聴、強い吐きけや嘔吐《おうと》、冷や汗、動悸《どうき》などの症状が現れ、これをくり返す病気が「メニエール病」です。1回の発作は10分程度から数時間で治まりますが、同様の症状がくり返し現れるのがこの病気の特徴です。発作の間隔は患者さんにより異なりますが、日に数度のケースもあれば、数ヵ月、ときには数年に一度というケースもあります。内耳《ないじ》が水ぶくれを起こすこと（内リンパ水腫《すいしゅ》）が原因ですが、内リンパ水腫が起こる原因はまだ判明していません。

メニエール病の発作が起きたときは、ひとまず安静にして落ち着くのを待ち、改めて耳鼻咽喉《いんこう》科か、神経耳科、めまい外来などを受診してください。症状が激しい場合は医師による応急処置を受けます。めまいや嘔吐は、抗めまい薬や吐きけ止めなどの薬で症状が緩和されます。強いストレス、過労、睡眠不足などが発症のきっかけとなるので、これらをさける生活習慣が、有効な予防法となります。

（肥塚　泉）

Q28 「耳管開放症」と診断されました。どんな病気ですか？

耳管《じかん》とは、耳と鼻とをつないでいる管で、大気の圧力と中耳《ちゅうじ》の圧力とを調整して同じにする役割を持つ大切な器官です。耳管は通常は閉じていますが、これがなんらかの原因で開放したままの状態になってしまうのが「耳管開放症」と呼ばれる病気です。

飛行機や新幹線などで、気圧の変化で耳がつまった感じになることがありますが、つばを飲み込むと治るのは、耳管が開いて圧の差がなくなるからです。この耳管が開放されたままになると、耳がつまった感じがして音がこもったように感じたり（耳閉《じへい》塞感《そくかん》）、自分の声が大きく聞こえたり（自声強調）、耳鳴り（スースー、ゴーゴーという呼吸性耳鳴）などが出現したりします。立位では症状がありますが、うつぶせ、あるいは頭を下げると症状が軽減もしくは消失するという特徴を有しています。フワフワした感じを覚える人もいるようです。低音が聞き取りにくくなったり、音楽などの音程がズレて聞こえたり、自分の声の音量がわからなくなったりする症状もあります。耳閉塞感に加え、こうした症状が起こったら耳管開放症が疑われます。

（肥塚　泉）

Q29 「耳管狭窄症」と診断されました。どんな病気ですか？

耳管《じかん》が開きっぱなしになる耳管開放症とは逆に、耳管が狭くなってしまい、耳鳴りや耳がふさがってしまったような感じ（耳閉塞感《じへいそくかん》）が起こる病気が「耳管狭窄症《きょうさく》」です。

耳管狭窄症は、耳管周囲の粘膜が腫《は》れてしまい、耳管が狭くなることで起こります。耳管狭窄症は、一般的にカゼやアレルギー性鼻炎《びえん》などの炎症や、副鼻腔炎《ふくびくう》（蓄膿症《ちくのう》）による膿性《のうせい》の鼻汁で耳管が閉塞《へいそく》するといった原因で生じます。

耳管が狭くなると、気圧が変化したときや耳に水が入ったときのような、耳がつまった感じの症状が現れます。これは、耳管が狭くなって圧力調節ができなくなり、鼓膜が無理に膨張したり、へこんだりすることで鼓膜の動きが制限され、音の振動が十分に伝わらなくなることで起こります。また、中耳《ちゅうじ》内の圧力が低い状態が続くと、中耳内の粘膜から粘液が発生してたまり、滲出性《しんしゅつ》中耳炎を発症して難聴になることもあります。

（肥塚　泉）

第2章

耳鳴りの診察・検査についての疑問 4

Q30 耳鳴りがありますが、耳鼻咽喉科を受診すればいいですか？

耳鳴りがするときは、多くの場合は耳に問題があると考えられるため、耳鼻咽喉科《いんこう》を受診するのが一般的です。

しかし、耳鳴りには、めまい、吐きけ、嘔吐《おうと》といった症状を伴うことが多く、本当に耳鼻咽喉科でいいのかと迷ってしまう人もいるでしょう。

とはいえ、耳鳴りやめまいが生じる病気の多くは耳の病気です。耳鳴り以外の症状がひどくないのであれば、**まずは耳鼻咽喉科を受診して検査を受けるようにするといいでしょう。**

問題は、耳鳴りに加えて激しい頭痛、手足のしびれ、舌のもつれ、運動障害、物が二重に見える（複視）といった症状が併発している場合です。このような神経症状や頭痛を伴うときは、脳梗塞《こうそく》や脳出血といった重大な脳の病気である可能性があるので、最初から**脳神経外科**や**神経内科**を受診してください。

（小川　郁）

Q31 問診では、どんなことを聞かれますか？

耳鳴りの症状に悩んで耳鼻咽喉《いんこう》科を受診した場合、まずは医師から、いろいろと質問（問診）を受けることになります。問診の内容は医師により異なりますが、おおむね、次のような点について聞かれることになります。

①耳鳴りの症状について

・いつから耳鳴りが生じたか　・何か原因または誘因があったのか
・耳鳴りが発生する場所（耳の外側周辺、耳の奥、頭の奥など）
・片方の耳か両耳か
・耳鳴りの音について（音の高低、何に似ているか、どんな感じに鳴っているか）
・耳鳴りが常にするのか、ときどきなのか、どんなときにするのか

②難聴やめまい、吐きけなど、耳鳴りに伴う症状について

③職業や生活状態、アレルギー、既往歴、薬剤の使用の有無

受診のさいには、具体的に答えられるように、事前に内容をまとめるなど、準備をしておくといいでしょう。

（小川　郁）

Q32 耳鳴りの診察ではどんな検査を行いますか？

耳鳴りの検査では、主に①難聴を調べる検査、②耳鳴りを客観的に調べる検査、③耳の機能を調べる検査を行います。

①難聴を調べる検査では、周波数を変化させて耳の聞こえを確認する「**純音聴力検査**」を行います。純音聴力検査は、耳にレシーバーを当てて音を聞く「気導聴力検査」と、耳の後ろの骨を振動させる「骨導聴力検査」の2つを行い、難聴の有無や種類を判定します。②耳鳴りを客観的に調べる検査では、耳鳴りの周波数を判定する「**ピッチ・マッチ検査**」、耳鳴りの大きさを客観的に評価する「**ラウドネス・バランス検査**」、音を出して耳鳴りの音が消えるかどうか、消えるとしたらどの大きさで消えるかを調べる「**遮蔽《しゃへい》検査**」などを行います。③耳の機能を調べる検査としては、耳における音の吸収度を測る「**音響インピーダンス検査**」、音を出してそれに対する脳波の変化を見る「**ABR（聴性脳幹反応）検査**」、蝸牛《かぎゅう》の病態を確認するため内耳から返ってくる反響を測る「**OAE（耳音響放射）検査**」などを行います。

さらに、必要に応じて、側頭骨エックス線検査、CT（コンピュータ断層撮影）、M

ＲＩ（磁気共鳴断層撮影）、ＭＲＡ（磁気共鳴血管撮影）、ＰＥＴ（陽電子放射断層撮影）などを用いて、詳細な「画像診断」を行う場合もあります。

（小川　郁）

耳鳴りの程度や原因を調べる さまざまな機器

オージオメータ

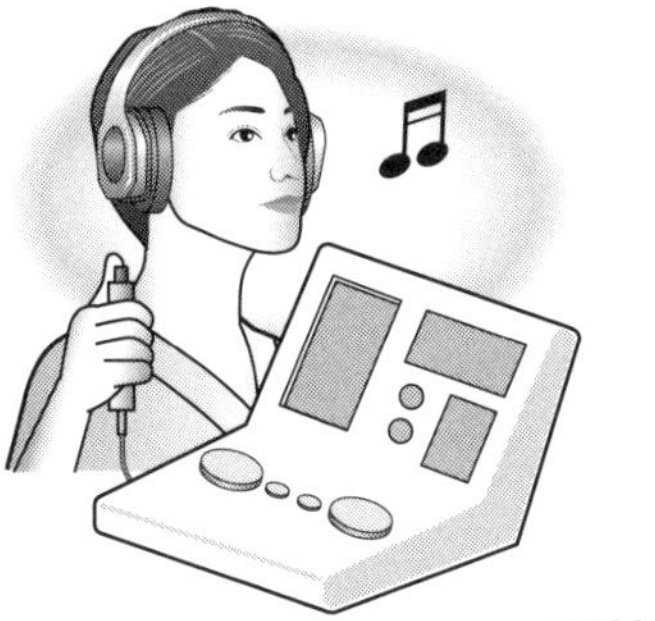

人工的に作り出したいくつかの音を聞いてもらい、患者さんがどの程度聞き取れているかを調べ、難聴があるのかどうか、その程度、伝音難聴か感音難聴かなどを診断する機器。

耳鏡

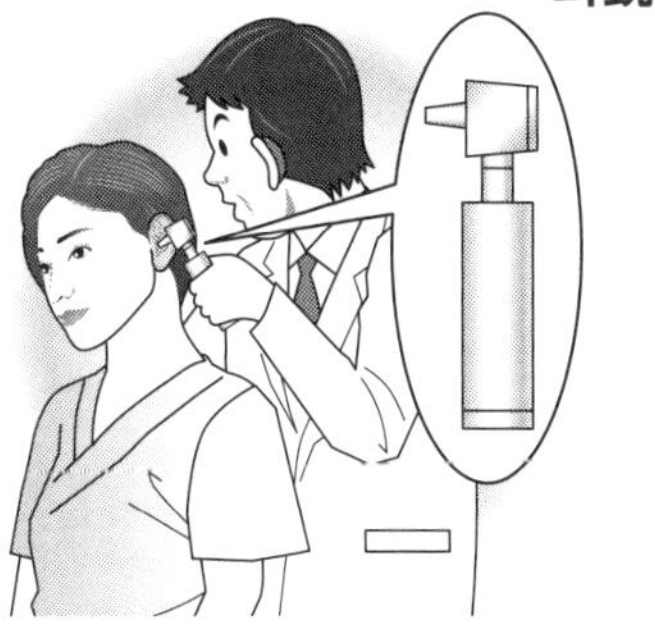

耳の内部を診察する機器。異物がつまっていないか、炎症の有無、鼓膜の状態などを調べる。

ティンパノメータ

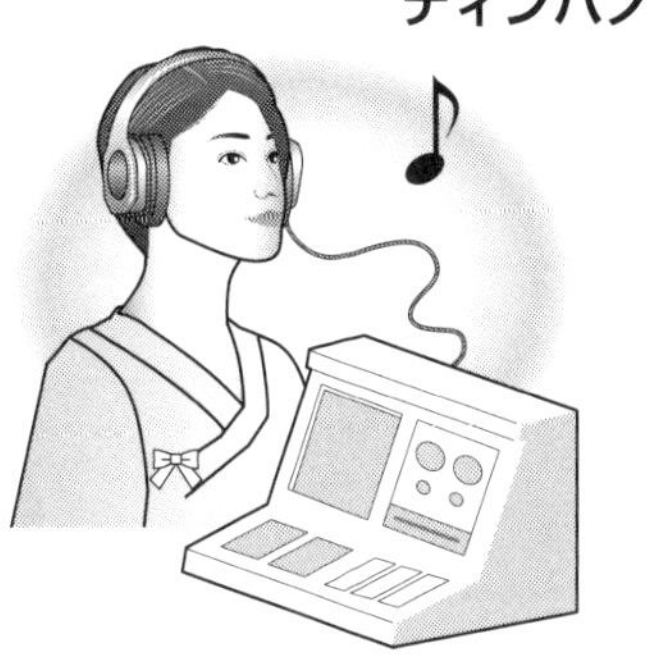

スピーカーとマイクロフォン、空気の圧力を送るポンプが組み込まれている耳栓をし、空気の圧力をかけ、音がどのように鼓膜に伝わるかを調べる機器。滲出性中耳炎などの診察に有用。

Q33 耳鳴りの重症度はどのように調べますか？

耳鳴りの度合い、重症度を評価するのはとても難しく、これまでに、耳鳴りの度合いを分類するためのさまざまな質問票と評価尺度が、世界各国で作られ、使用されてきました。

耳鳴りの重症度分類は、「耳鳴り質問票」と呼ばれる耳鳴りについての問診票をもとに行われています。それぞれ、多くの専門家や専門機関で検証・評価されていますが、各国で用いられているものは、その問診票なりに妥当性と信頼性、有用性があり、国や地域、団体や医師ごとでそれぞれ選ばれて用いられています。

日本では、耳鳴りの障害度の検査として欧米で採用されて信頼度も高い「THI（耳鳴りによる障害度についての問診票）」が用いられ、『耳鳴診療ガイドライン2019年版』でも推奨されています。THIは、耳鳴りの支障度を評価するためのアンケートで、25の質問の合計点数を算出して耳鳴りの重症度を調べます（53ページ参照）。

また、耳鳴りの程度について調べるものとして、「TRS（耳鳴りの程度についての自己評価）」という評価尺度があります（54ページ参照）。

（小川　郁）

日本語版THI新版

		よくある	たまにある	ない
1	耳鳴のせいで集中するのが難しい	4	2	0
2	耳鳴のせいで人の話が聞き取りにくい	4	2	0
3	耳鳴のせいで怒りを感じる	4	2	0
4	耳鳴のために混乱してしまう	4	2	0
5	耳鳴のために絶望的な気持ちになる	4	2	0
6	耳鳴について多くの不満を訴えてしまう	4	2	0
7	耳鳴が夜間の入眠の妨げになる	4	2	0
8	耳鳴から逃げられないかのように感じる	4	2	0
9	耳鳴のせいで社会的活動（例えば、外食をする、映画を観るなど）を楽しめない	4	2	0
10	耳鳴のせいで不満を感じる	4	2	0
11	耳鳴で自分がひどい病気であるように感じる	4	2	0
12	耳鳴のせいで人生を楽しむことができない	4	2	0
13	耳鳴が仕事や家事の妨げになる	4	2	0
14	耳鳴のせいで怒りっぽくなることが多い	4	2	0
15	耳鳴が読書の妨げになる	4	2	0
16	耳鳴のために気が動転する	4	2	0
17	耳鳴の問題が家族や友人との関係にストレスを及ぼしていると感じる	4	2	0
18	耳鳴から意識をそらして、耳鳴以外のことに意識を向けることは難しい	4	2	0
19	耳鳴はどうすることもできないと感じる	4	2	0
20	耳鳴のせいで疲労を感じることが多い	4	2	0
21	耳鳴のせいで落ちこむ	4	2	0
22	耳鳴のせいで不安になる	4	2	0
23	もうこれ以上耳鳴に対処できないと感じる	4	2	0
24	ストレスがあると耳鳴もひどくなる	4	2	0
25	耳鳴のせいで自信が持てない	4	2	0

計	点

「Tinnitus Handicap Inventory 耳鳴苦痛度質問票改訂版の信頼性と妥当性に関する検討」大政遥香・神崎晶・高橋真理子・佐藤宏昭・和田哲郎・川瀬哲明・内藤泰・村上信五・原晃・小川郁　より引用

日本語版TRS

耳鳴りの程度についての自己評価（TRS）

耳鳴りの程度について調べるためのものです。
各質問について、「この程度」と思われる箇所の番号にチェックをしてください。

耳鳴りの強さ／大きさ

この1ヵ月間、耳鳴りの強さや大きさは、どれくらいでしたか?

0 1 2 3 4 5 6 7 8 9 10

耳鳴りはなかった　　極めて大きかった

耳鳴りのわずらわしさ

この1ヵ月間、耳鳴りのわずらわしさは、どれくらいでしたか?

0 1 2 3 4 5 6 7 8 9 10

全くわずらわしくなかった　　極めてわずらわしかった

耳鳴りが生活に与えた影響

この1ヵ月間、耳鳴りが生活に与えた影響は、どれくらいでしたか?

0 1 2 3 4 5 6 7 8 9 10

全くなかった　　極めて大きかった

耳鳴りのひどさについての自己評価（TSS）

耳鳴りのひどさについて調べるためのものです。
「この程度」と思われる箇所の番号にチェックをしてください。

耳鳴りのひどさ

この1ヵ月間、耳鳴りのひどさはどれくらいでしたか?

0 1 2 3 4 5 6 7 8 9 10

耳鳴りはなかった　　極めてひどかった

『耳鳴診療ガイドライン2019年版』に掲載された「耳鳴に対する新しい質問紙(THI-12,TRS,TRSw.TSSw)の計量心理学的検証」和佐野浩一郎、他(26ページ)の「日本語版THI-12,TRS,TSS」より一部を引用

第3章

耳鳴りの治療についての疑問23

Q 34

耳鳴りが原因で不眠になりましたが不眠症の治療も受けるべきですか？

耳鳴りが気になってしまい、なかなか眠れないという人は少なくありません。十分な睡眠、良質な睡眠は、ストレスをためないための生活の基本ですが、耳鳴りが気になってしまって眠れないのでは、心身ともに強いストレスを受けてしまいます。そうなると、耳鳴りがますます悪化するという悪循環に陥りかねません。

耳鳴りの改善には、良質の睡眠が欠かせません。まずは、セルフケアで睡眠の質をよくするよう心がけましょう。「毎朝決まった時間に起きて、決まった時間に布団に入る」「1日3食を規則正しい時間にとる」「朝の光を毎日浴びる」「適度な運動を行う」といった習慣を身につけるだけでも、睡眠の質は大きく改善されるはずです。

こうしたセルフケアを行っても、どうしても眠れないという人は、不眠症や睡眠障害の可能性が考えられます。そういった場合は、睡眠の専門医の力を借りることも一つの方法です。

（小川　郁）

Q35 耳鳴りによく効く薬はないですか？

耳鳴りの治療では、多くの場合、まず薬物療法が選択されます。耳鳴りに対する薬物療法には、「耳鳴りそのものに対する治療」と「耳鳴りの苦痛に対する治療」という2つの役割があります。

耳鳴り治療に用いられる薬は、大きく**①内耳《ないじ》機能の改善を期待する薬**、**②耳鳴りまたは耳鳴りの苦痛を改善する薬**に分類されます。内耳機能の改善を期待する薬としては、ビタミン製剤（Q36を参照）、血流改善薬・血管拡張薬（Q37を参照）、ステロイド製剤（Q１０３を参照）などがあります。耳鳴りまたは耳鳴りの苦痛を軽減する薬には、局所麻酔薬（Q38を参照）、抗不安薬・抗ウツ薬（Q39を参照）、抗けいれん薬（耳鳴りに関係する聴覚中枢路の過活動を抑制するために用いる）、筋弛緩《しかん》薬（肩こり、頸《けい》部緊張、筋緊張により耳鳴りが悪化したさいに用いる）などがあります。

このように、治療に用いられる薬は目的や効果によりさまざまですが、それらはどれも、その薬だけで耳鳴りを劇的に解消するような効果のある薬ではありません。

（秋定　健）

Q36 ビタミン製剤は、耳鳴りにどんな効果があるのですか？

耳鳴りの薬物治療では、ビタミン製剤が用いられます。ビタミン製剤は、傷ついた神経細胞を修復したり、正常な血液を作ったりする効果を目的として用いられます。ビタミン製剤の中でも、末梢《まつしょう》神経に働きかける作用が高く、副作用も少ないビタミンB12製剤の使用が基本になります。

虎の門病院耳鼻咽喉《いんこう》科による「感音性難聴及び耳鳴に対するV（ビタミン）B12療法について」という研究では、ビタミンB12が自律神経失調症の改善に対して有効であると報告されています。ビタミンB12を用いると自律神経（意志とは無関係に血管や内臓の働きを支配する神経）に対する作用が最も早く現れ、続いて知覚、運動神経系の順に改善していきます。この働きが、耳鳴りの改善に役立つと考えられます。

ビタミンB12のほか、脳の中枢神経や末梢神経の機能を正常に保つ働きのあるビタミンB1も内耳《ないじ》に必要なビタミンであり、神経機能の維持を目的として用いられることがあります。

（秋定　健）

Q 37 血管拡張薬の効果はどうですか？

「血管拡張薬」は、内耳《ないじ》の血液循環をよくすることで内耳の機能を改善させることを目的として使用します。主に使われる薬はATP（アデノシン三リン酸二ナトリウム）で、血管を広げ、血流を促進させる作用があります。

内耳（蝸《か》牛《ぎゅう》）のリンパ液の流れが悪くなると、内耳がリンパ液でむくんだ状態になります。また、内耳血管のけいれんや塞栓《そくせん》（固まってつまること）などによる循環障害により内耳の血液の流れが悪くなると、内耳の中の感音細胞の働きが悪くなり、急性低音障害型感音難聴を発症することがあります。

低音難聴の治療では、内耳の血流改善と、むくみを取ることで症状の緩和をめざしますが、ATPを用いると血流が改善するとともに、内耳の代謝を促進することでむくみを取る効果や、神経伝達の効率をよくする効果も期待できます。なお、ATPに加えて、血液の流動性を高めて血流をよくする「血液粘度低下薬」や「抗凝固《ぎょうこ》剤」も同時に用いることがあります。このように血管拡張薬ATPは、**耳鳴りや難聴などの症状を改善する薬として、多く用いられています。**

（秋定　健）

Q38 局所麻酔薬はなんのために使いますか？

耳鳴りそのものを抑えるための治療として「局所麻酔薬」を用いることがあります。耳鳴りが慢性化して一日じゅう続いているような場合、局所麻酔薬を静脈内に注射（あるいは点滴）することにより、耳鳴りを一時的に抑えます。1回の治療で数分～数十分の間、耳鳴りを抑えることが可能ですが、効果は一時的です。

耳鳴りを抑える局所麻酔薬としては、塩酸リドカイン（商品名：キシロカイン）がよく用いられています。塩酸リドカインは世界で最も広く使用される局所麻酔薬で、不整脈の治療薬としても用いられています。末梢《まっしょう》神経や中枢神経に作用して、耳鳴りの原因となっている脳内の過剰な電気的信号を一時的に消す作用があると考えられていますが、正確な作用のしくみは明らかになっていません。

耳鳴りを抑制する効果が確実であるため、以前は耳鳴りの治療薬として多用された時期もあったものの、あくまでも一過性の効果であり、耳鳴りの根本的治療法にはなりません。そのため、近年では以前ほど多用されてはいないようです。（秋定　健）

Q39 耳鳴りでなぜ抗ウツ薬が処方されるのですか？

耳鳴りの症状が慢性化すると、耳鳴りによる不安やイライラが強いストレスとなり、患者さんの気持ちにも強いダメージを与えてしまいます。耳鳴りが原因の不眠や疲労を訴える患者さんも多く、そのことが原因でウツ状態になってしまうことも少なくありません。

耳鳴りは、気持ちの問題が大きく左右する病気です。不安やストレス・不眠・疲労は耳鳴りにとって大きなマイナス要因で、こうした要素がプラスされることで、耳鳴りがさらに強く感じられるという悪循環に陥ってしまう危険があります。

そのような場合は、**抗不安薬で不安を軽減したり、抗ウツ薬でウツ状態を緩和させたりすることで、心の安定を保つことが効果的**です。

抗不安薬は耳鳴りそのものを抑制することもありますし、抗ウツ薬で心が落ち着き、気持ちが安定することで耳鳴りがあまり気にならなくなる患者さんも少なくありません。

（秋定　健）

Q40 メニエール病はどう治療しますか?

グルグル目の回るようなめまいと、耳鳴り、難聴、吐きけなどを伴う発作が突然現れるのが「メニエール病」の特徴です。メニエール病ではこうした発作が不定期にくり返されますが、発作が起きたときは、まずはあわてることなく安静を保ってください。症状がひどいときは立っているのも難しいほどのめまいと吐きけがあるため、道路を歩いているときや駅のホームで発作が起きたときは、特に注意が必要です。まずは安全な場所に移動し、症状が治まるまで体を休ませます。多くの場合、しばらくすると発作は落ち着きますが、症状がひどい場合は救急車を呼ぶ判断も必要です。

発作時には、抗めまい薬、吐きけ止め、精神安定薬などが処方されます。発作が落ち着いてからの治療は、原因となる内リンパ水腫《すいしゅ》(水ぶくれ)を軽減させるため、利尿薬、血流改善薬、ビタミン剤が処方されます。また、症状によっては、抗アレルギー薬、自律神経調整薬なども処方されます。**メニエール病は、ストレスや睡眠不足・過労が悪化の原因なので、それらをさける生活習慣が大切です。**重症の場合や薬に反応がないケースに限り、手術が行われる場合もあります。

(小川　郁)

Q41 耳管開放症はどう治療しますか？

耳と鼻とをつないで大気と中耳《ちゅうじ》の圧を同じにする役目を持つ耳管《じかん》が開放したままになってしまう「耳管開放症」は女性に多く発症する病気で、脱水や睡眠不足、ダイエットなどで体重を短期的に落としたときなどに起こりやすいようです。

耳管開放症は耳管がやせたり、乾燥したりすることで生じるため、点鼻などで耳管に適度な潤いを与えると予防効果があります。

治療としては、生理食塩水を点鼻して耳管咽頭口《いんとう》（耳管の上咽頭側の入り口）をふさぐ治療に加え、鼻すすりの禁止、頻繁な水分摂取、過度なダイエットを控えるといった生活指導も行います。さらに必要があれば、耳管咽頭口からの薬液噴霧・注入や、自律神経調整薬、昇圧剤といった薬剤の内服を行います。

症状が重い場合は、耳管ピンという細いシリコン製のチューブを挿入して耳管の広さを調整する手術的治療法が行われることもありますが、軽度の場合は、まずは点鼻と服薬、生活指導が主に行われます。

（小川　郁）

Q42 耳管狭窄症はどう治療しますか？

「耳管狭窄症《じかんきようさく》」は、耳管周囲の粘膜が炎症を起こし、耳管が狭くなることで起こります。また、耳管周囲にがんができる（上咽頭《いんとう》がん）ことで発症することもあります。

診察では、耳鏡や顕微鏡、あるいは耳用の内視鏡・スコープカメラなどを用いて鼓膜を観察し、鼓膜の状態や、耳管の状態を診察します。次に、中耳《ちゆうじ》内の圧力と周囲の大気圧の差を測定し、圧力に差が確認できれば耳管狭窄症が疑われます。上咽頭（鼻からのどに移行する部分）に腫瘍《しゆよう》やアデノイド（上咽頭にあるリンパ組織の塊）の増殖などが確認された場合は、それぞれに応じた治療を行います。

耳のつまりなどの症状については、耳管通気処置や鼓膜切開術、鼻汁の吸引処置、抗菌薬やたんぱく分解酵素薬などの投与で鼻汁の粘度を減少させることで改善しますが、耳管狭窄症の場合、原因であるカゼや副鼻腔炎《ふくびくう》、アレルギーなどの根本治療が重要になります。また、耳管狭窄症は耳管周囲の粘膜のむくみで起こるため、ふだんから粘膜の状態を最適に保つ工夫が大切です。

（小川　郁）

Q43 「音響療法」とはなんですか？

一般的な耳鳴りに対する治療法は、耳鳴りを起こしている原因にアプローチして、それを取り除くことで不快な音を解消する、または小さくするというものです。それに対し**「音響療法」**は、患者さんの脳を耳鳴りの音に順応・慣らすことで、耳鳴りを意識しないようにする治療法です。

私たちの周囲は、さまざまな音であふれていますが、私たちはそれらの音について、すべて気にしているわけではありません。同じ音に対しても、精神状態により、その音にイライラしたり、気にならなかったりします。また、たくさんの音、大勢の声がしている雑音の中でも、見知った人物が自分の名前を呼んだときなどは、その声を聞き取ることができます（カクテルパーティー効果と呼ばれる）。このように、脳は音を選別して聞き取り、ときには無視し、ときには意識しているのです。

こうした脳による音の選別機能を利用して、耳鳴りを気にさせずに素通りさせようというのが「音響療法」です。代表的な治療方法に、「マスカー療法」（Q44を参照）や「TRT療法」（Q45を参照）があります。

（秋定　健）

Q44 「マスカー療法」とはどんな治療法ですか？

「マスカー療法」は、1977年に考案された音響療法です。患者さんに耳鳴りと同じような音を大きな音量で長時間聞いてもらうと、神経が疲労を起こし、その後しばらくは耳鳴りが気にならなくなります。この現象は「レジデュアル・インヒビジョン」と呼ばれますが、マスカー療法はこの原理を取り入れた治療法です。

マスカー療法を実施するためには、まず患者さんの耳鳴りの音の高さ（周波数）と、その音量を調べます。次に、その周波数に近い雑音（マスカー音）を用意し、マスカーと呼ばれる機械にセットして、患者さんに1～2時間聞いてもらいます。この間、患者さんの耳鳴りの高さも大きさもほとんど変わらないのですが、耳鳴りがマスカー音で隠されて気にならず、耳鳴りによる不安やストレスが軽減されます。

マスカー療法を受けると、ほとんど変化のない人もいれば、数時間、耳鳴りが消失または軽減するという人もいます。効果の出現率や強さはまちまちですが、高齢者の耳鳴りにはよく効くようです。耳鳴りがもとに戻っても、以前ほどは気にならなくなるというケースが確認されています。

（秋定　健）

Q45 「ＴＲＴ」とはどんな治療法ですか？

「ＴＲＴ療法（耳鳴り順応療法）」は、米国の神経生理学者ジャストレボフ博士が提唱し、現在では世界各国で行われている治療法です。欧米では１９９０年代から始まり、日本でも積極的に取り入れる病院が増えてきました。

私たちの周囲にはさまざまなノイズがありますが、テレビの音や人の話し声、鳥の鳴き声などには不快や不安は感じません。しかし、救急車の音や悲鳴などを聞くと、脳は危険を察知して注意を集中させます。

同じように、患者さんが耳鳴りを聞くと、何か重大な病気が隠れているのではないかと不安を感じます。その結果、脳は耳鳴りを優先的に意識するようになり、ますます症状が悪化するという悪循環に陥ります。ＴＲＴ療法は、脳が生み出すこうした悪循環を断ち切る治療法です。

ＴＲＴ療法には、「ＴＣＩ」と呼ばれる耳にかける小型治療器などが必要になります。小型治療器からは、患者さんが心地よいと感じるノイズが小さな音で流れます。これを患者さんに聞かせることと、心理カウンセリングをくり返し行うことで、耳鳴

音を使って脳を耳鳴りに慣れさせる

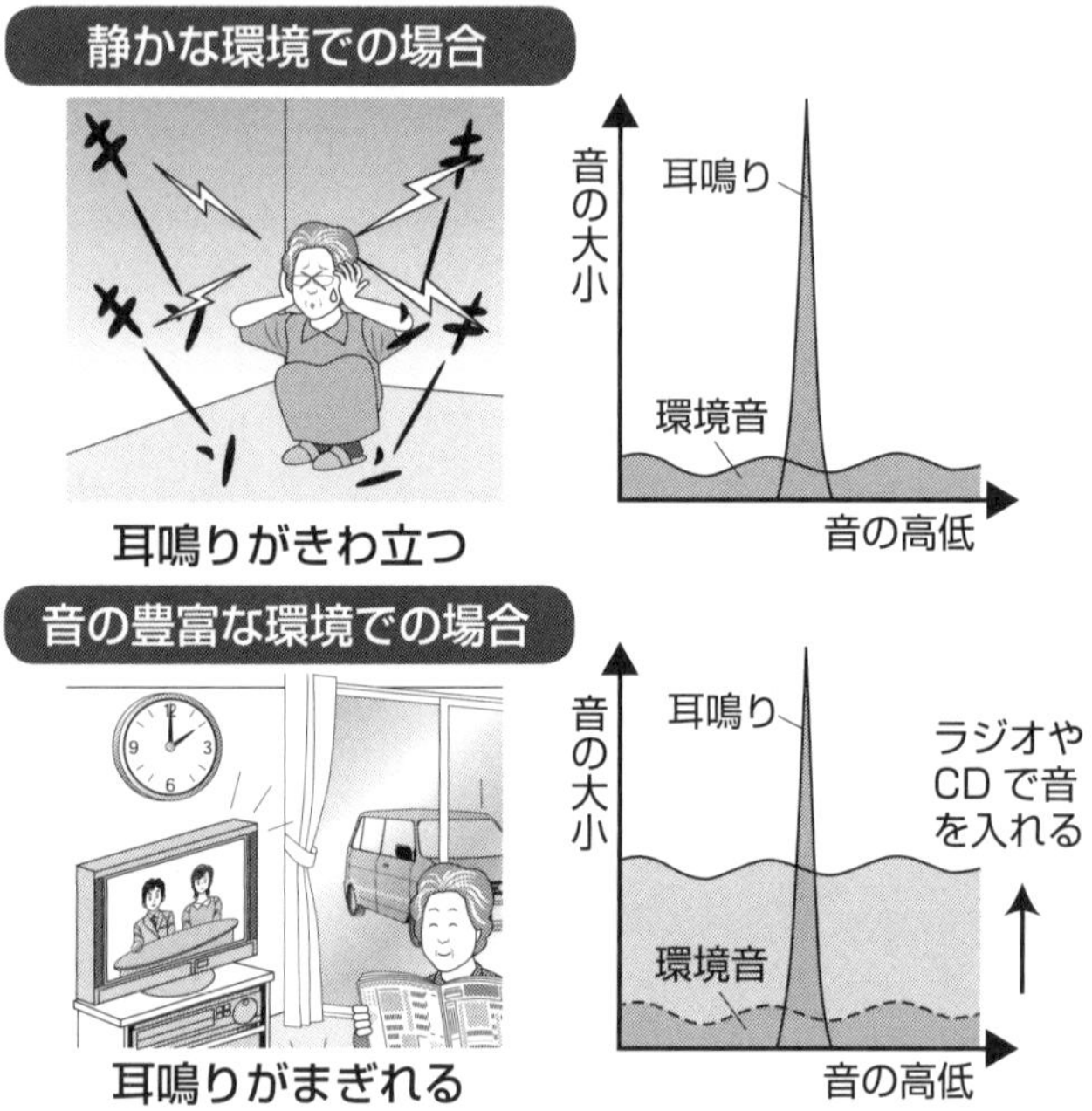

耳鳴りがきわ立つ

耳鳴りがまぎれる

りから意識をそらし、気にならないように訓練していきます。

このように、ＴＲＴ療法はＱ44で紹介したマスカー療法と似ていますが、その原理と方法は全く異なるものです。

ＴＲＴ療法で1～2年かけて耳鳴りの音に脳を順応させると、多くの場合、効果はほぼ永続するといわれています。ただし、ＴＲＴ療法には健康保険は適用されていないため、ＴＣＩ購入などの費用は全額自己負担になります。

（秋定　健）

Q46 「補聴器リハビリ」という治療法について教えてください。

従来の音響療法は、ノイズ（雑音）や自然音を聞いて、そちらに意識をそらすことで耳鳴りを小さく感じさせることを主目的にしています。しかし、これでは耳鳴りの原因は残ったままなので、根本的な解決にはなりません。また、難聴を伴う耳鳴りの場合、治療器から発せられるノイズが聞こえづらいため、音響療法の対象にならないという問題もありました。そんな中、最近、補聴器を用いた新しい音響療法「補聴器リハビリ」が登場し、大きな改善効果が望めることがわかってきました。

補聴器リハビリは、通常の補聴器を、耳鳴り・難聴がある側の耳（あるいは両耳）に朝から晩まで装着してもらいます。そして、患者さんの聞こえ具合によって、補聴器の適切な調整を行います。「聞こえのリハビリ治療」なので、患者さんの我慢や頑張りが必要になりますが、うまくいけば耳鳴りが小さくなり、やがてほぼ消失する人も少なくないのです。

補聴器リハビリで耳鳴りが改善するのは、耳鳴りの原因に直接働きかけるからです。

これまで耳鳴りの多くは、内耳《ないじ》にある蝸牛《かぎゅう》などの聴覚器の異常によって発生すると考えられてきましたが、実は、耳鳴りの発生には脳の働きが大きく関係しているのです。

外から入ってきた音は、まず鼓膜を振動させ、その振動はさらに増幅されて蝸牛へと伝わります。ここで音は電気信号に変わって聴神経から脳の聴覚野《ちょうかくや》という領域に届き、ここで初めて音として認識されます。しかし、加齢などで蝸牛の働きが低下すると、特に高音域の音が電気信号に変換されにくくなります。すると、高音域の音の不足を補うために脳が高音域の音を増幅します。このように、不足している音域に対応する脳の働きが強くなった結果、耳鳴りが発生するのです。こうした耳鳴りのしくみをもとに考案されたのが、補聴器リハビリです。

私たちの研究グループが行った調査では、耳鳴りで困っている患者さん481人に、補聴器を着けて3ヵ月間過ごしてもらいました。その結果、耳鳴りがほぼ消失した人は40%、顕著に改善した人は31%、やや改善した人は19%、変化なしは10%と、90%の人になんらかの改善効果が現れました。

補聴器リハビリの適応になるのは、耳鳴りと難聴を併発している患者さんです。実施している医療機関はまだ限られ、補聴器さえあればどこでも受けられるわけではないので注意してください。

（新田清一）

Q47 耳鳴り治療器つき補聴器とはどんなものですか？

近年では、従来の補聴器に加え、耳鳴りの治療機能のついた補聴器が開発され、各社から発売されています。これは、「耳鳴り治療器つき補聴器（または「複合補聴器」）」と呼ばれています。

耳鳴り治療器とは、一般的にはマスカー療法（Ｑ44を参照）で用いるマスカーやＴＲＴ療法（Ｑ45を参照）で使用するサウンドジェネレーターのことをいいますが、耳鳴り治療器つき補聴器にはサウンドジェネレーターが搭載されています。サウンドジェネレーターは人工的に音を発生する機器で、耳鳴りの治療に使うさまざまなタイプのノイズ（低域強調ノイズ、高域低域強調ノイズ、すべての周波数で同じ強度のホワイトノイズ、周波数成分が右肩下がりのピンクノイズ、語音の平均に近いスピーチノイズ）を発生することができ、機種によっては音楽機能を搭載しているものもあります。

耳鳴り治療器つき補聴器は、薬機法（旧・薬事法）により管理医療機器に分類されています。購入・使用する場合は、主治医と相談し、指導・カウンセリングを受けてください。

（秋定　健）

Q48 耳鳴りに「心理療法」が有効と聞きましたが本当ですか？

耳鳴りに対する「心理療法」については、すでに有効性が知られており、その効果は科学的な調査研究により、根拠があるものと認められています。

慢性耳鳴りの患者さんの多くは、耳鳴りの音から注意をそらすことができず、耳鳴りを強く意識してしまうことでストレスを感じ、不安を覚えてしまうようです。このことは、耳鳴りの症状を悪化させる一つの大きな要因となっています。

しかし、耳鳴りの患者さんであっても、楽しいことに夢中になっているときは耳鳴りの存在を忘れてしまうように、耳鳴りの音から注意を外すことができれば、ストレス反応は生じないのです。このように、**気の持ちよう、耳鳴りへの意識しだいで、耳鳴りによるストレスを軽減させることができる**わけです。このような効果をめざし、心理的なアプローチで行う治療法が心理療法です。心理療法により、心身のストレスを軽減させることは耳鳴りの改善に有効です。今後は、日本でも心理療法を取り入れる施設は、さらに増えるものと思われています。

（秋定　健）

Q49 「認知行動療法」とはどんな治療法ですか?

心理療法の一つである「認知行動療法（CBT）」の耳鳴りについての有効性は、アメリカ、ドイツ、オランダ、スウェーデンの『耳鳴りガイドライン』でも、エビデンス（科学的根拠）があるとされ、推奨されています。国立精神・神経医療研究センターの認知行動療法センターでは、認知行動療法について「認知に働きかけて気持ちをらくにする精神療法（心理療法）の一種です。認知は、ものの受け取り方や考え方という意味です。ストレスを感じると私たちは悲観的に考えがちになって、問題を解決できない心の状態に追い込んでいきますが、認知行動療法は、そうした**考え方のバランスを取ってストレスに上手に対応できる心の状態を作る療法**」と説明しています。

近年は、日本でも認知行動療法を取り入れる施設が少しずつ増加し、耳鳴りの治療としても、増えつつあります。認知行動療法により、耳鳴りへの意識をある程度、自身で制御できるようになり、耳鳴りが気にならないものであると脳が認知すれば、耳鳴りへの嫌悪や不安は軽くなり、苦痛が軽減すると思われます。

（秋定　健）

Q 50 「バイオフィードバック法」とはどんな治療法ですか？

「バイオフィードバック法」とは心理療法の一つで、患者さんの筋肉の緊張を意図的にほぐし、リラックスした状態を作り出すための訓練法です。

筋肉の緊張がほぐれると精神的にもリラックスした状態となり、ストレスも軽減します。患者さんが、自分の意識で緊張状態をほぐすことができるようになると、それによりストレスも軽くなります。そして、ストレスが軽くなることで、耳鳴りと耳鳴りによる不快感やストレスが軽減されるというわけです。

例えば、患者さんの体に電極を貼《は》り、筋肉の緊張を電気的に読み取ると、モニター画面に、緊張しているときは画面に赤い色が、ほぐれると青い色が点灯するようにします。患者さんは、体を動かしたり、頭の中で何かを考えたりして、どうすれば青い色になるかいろいろと試し、緊張状態をコントロールできるように訓練します。自分でストレス状態を把握し、自分で緊張をほぐせるようになれば、耳鳴りが強いときに、リラックス状態を作り出せる（症状を和らげる）ようになるのです。

（秋定　健）

Q51 「耳鳴りのカウンセリング」ではどんなことを行いますか？

耳鳴り治療におけるカウンセリングは、一般的なカウンセリングとは、かなり異なったものといえるでしょう。耳鳴りに関するカウンセリングでは、一般的なカウンセリングのように精神的な悩みなどを聞くのではなく、耳鳴りという症状について、教育・説明するということが根幹となります。

患者さんに伝える内容は「音の伝わるしくみ」「耳の構造」「音を脳が認識するシステム」「疾患《しっかん》の状態」「耳鳴り発生のメカニズム」「耳鳴りについての知識」「耳鳴り憎悪（悪循環）のメカニズム」「治療方法」「治療目的」「一般的な治療経過」といった耳鳴りに関する知識と情報です。すべての患者さんにそれらの説明が必要なわけではありませんが、耳鳴りに対して強い不安を抱いていたり、重症の耳鳴りに悩んでいたりする患者さんには、耳鳴りについての知識を得てもらうことが重要なのです。当然、不安や疑問にもていねいに対応し説明します。「教育的カウンセリング」とも呼ばれるように、耳鳴り治療では耳鳴りに対する理解がとても大切です。

（秋定　健）

Q 52 耳鳴りを治せる手術はありませんか？効果はどうですか？

耳鳴りの原因はさまざまで、その原因とされる病気のいくつかは手術で治療することが可能です。そういった意味では、間接的にということになりますが、手術により耳鳴りを治せるケースは存在するといえるでしょう。例えば、メニエール病や耳硬化症《じこうか》、聴神経腫瘍《しゅよう》などの病気は、手術での治療が可能なケースがあります。その手術により、耳鳴りの症状が緩和されることはあるでしょう。

一方、直接的に、難聴・耳鳴りを手術で治すという考え方であれば、人工内耳《ないじ》を埋め込む手術が考えられますが、この場合は難聴の治療が主目的で、手術を行うかどうかも、耳鳴りの有無で決めるわけではありません。ちなみに、ドイツのガイドラインでは、難聴のない耳鳴りに対しては、人工内耳の手術は奨励しないとしています。人工内耳の手術による耳鳴りに対する効果は、重症度が改善したという報告もあり期待はされますが、耳鳴りの悪化や、耳鳴りがなかった患者さんに耳鳴りの症状が現れる可能性も示唆《しさ》されており、評価は難しいというのが現状です。

（秋定　健）

Q53 耳鳴りに効く漢方薬はありますか？

漢方薬は、患者さんの病態や症状だけではなく、体質・全身状態やふだんの生活などを総合的に評価・判断し、複数の生薬を配合して処方するものです。耳鼻咽喉《いんこう》科の領域でも漢方治療が有効な疾患《しっかん》は多く、私の病院でも積極的に活用しています。

耳鳴りや難聴・めまいの患者さんの多くに、東洋医学でいう「水毒・水滞」を示すむくみなどの症状が見られます。そのときには、水分の滞りを除く「苓桂朮甘湯《りょうけいじゅつかんとう》」や、炎症・むくみを取る「柴苓湯《さいれいとう》」を使います。高血圧が耳鳴りの原因となっている場合は、脳の血液循環を促す「釣藤散《ちょうとうさん》」を使います。

ストレスも、耳鳴り・難聴・めまいの原因になります。腎虚《じんきょ》（五臓六腑《ごぞうろっぷ》における腎の働きが低下した状態）を改善する補腎剤「牛車腎気丸《ごしゃじんきがん》」は有効率が66・7%で、8週間以上の服用で有効率は高くなり、耳鳴りの改善効果も認められます。精神が不安定で不眠を訴える場合は気の巡りをよくする「柴胡加竜骨牡蠣湯《さいこかりゅうこつぼれいとう》」を使います。

漢方薬は、同じ症状でも体質や体力などで処方は変わってくるので、漢方薬を処方する耳鼻咽喉科の医師に相談してください。

（秋定　健）

Q 54 鍼治療は効果がありますか？

耳鳴りに対して鍼《はり》治療が行われることがありますが、『耳鳴診療ガイドライン2019年版』では、耳鳴りへの有効性は証明されていないと記載されています。

ただ、精神的ストレスや自律神経失調、不眠、肩や首のこりなどは、耳鳴りの悪化要因とされているので、これらの症状が鍼治療で軽くなるとすれば、間接的にではあるものの、耳鳴りの症状の改善につながる可能性はあるでしょう。

しかし、それだけでは、鍼治療に耳鳴りに対する治療効果があると断言することはできません。

鍼治療を行っている耳鼻咽喉《いんこう》科もあるので、興味がある場合は、相談されてみるのもいいでしょう。

（小川　郁）

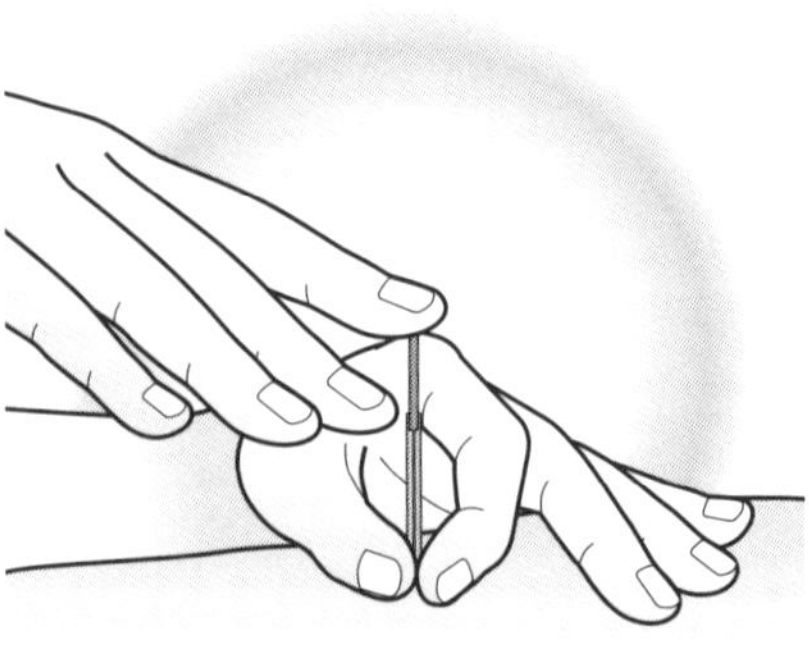

Q55 レーザー治療は効果がありますか？

レーザーとは指向性・収束性に優れた人工の光です。レーザーを用いた耳鳴り治療について、『耳鳴診療ガイドライン2019年版』では、鍼《はり》治療と同様に、効果は証明されていないとされています。

レーザーによる耳鳴りの治療は、主に低出力レーザーを電気鍼療法の鍼の代用として用います。レーザーを用いるメリットは、手軽で操作が容易であること、鍼を刺さないことで、患者さんと医師、または患者さんどうしでの感染防止になるという点とされています。

また、ある医院では、頸《けい》部の交感神経節（神経節とは神経細胞と神経線維が集まって太くなった部分）に近赤外線レーザーを照射することで、血流改善を行うという治療をしているようです。耳鳴りや難聴に対し、血流を改善させることで症状を穏やかにすることを目的としていますが、症例や研究報告が少ないため、その有効性についても、はっきりと評価するのは難しいというのが現状です。

（小川　郁）

Q56 「磁気刺激療法」は効果がありますか？

耳鳴りは、脳内の音に関連する部位の異常な興奮によって発生すると考えられますが、これに対して、電磁波を脳の特定部位に流し、神経組織に刺激を与えることでこの興奮を鎮める治療法が「反復性経頭蓋磁気刺激療法（ｒＴＭＳ、以下、磁気刺激療法と呼ぶ）」で、臨床検査やパーキンソン病・ウツ病・統合失調症・てんかん・脳梗《こう》塞《そく》などの治療に用いられています。

私たちの研究グループが慢性耳鳴りの患者さん14人に対し磁気刺激療法を行った試験では、**耳鳴りの大きさ・持続時間・苦痛度のいずれも有意に低下しています**（ＶＡＳという評価基準による）。

しかし、今年報告された５６７名の慢性耳鳴り患者に対する磁気刺激療法の効果に関する調査では、その有効性は証明されませんでした。

刺激法など、さらなる検討が必要と思われますが、これから研究が進む分野として期待したいと思います。

（小川　郁）

第4章

耳鳴りのセルフケアについての疑問16

Q57 耳鳴りの改善にいい食べ物はありますか?

規則正しい生活とバランスのよい食生活は、健康管理の基本です。耳鳴りの改善にも、食事は重要な意味を持ちます。脂質、糖質、たんぱく質、ミネラル（無機栄養素）、ビタミン類といった各種栄養素を、バランスよく補うことが重要となります。

特に意識してとりたいのが、ビタミンB群です。ビタミンB群の中でも、**ビタミンB_{12}**は耳鳴りや難聴の治療にも使われ、傷ついた神経を修復したり、正常な血液を作ったり、中枢神経や末梢《まっしょう》神経の働きを調整したりする役割があります。このように、ビタミンB_{12}は内耳《ないじ》の血流を増やし、興奮する神経を鎮める働きがあるため、耳鳴りの改善に役立ちます。

耳鳴りはストレスが原因で起こることがあり、そうした場合にはイライラ感を抑える**ビタミンB_1**が役立ちます。ビタミンB_1には脳の中枢神経や末梢神経の働きを正しく保つ作用があります。脳のエネルギー源は主にブドウ糖ですが、ブドウ糖をエネルギーにするために、ビタミンB_1は欠かせない栄養素です。

ビタミンB_{12}は貝類、卵、レバー、チーズ、ノリなどに多く含まれます。ビタミンB_1

積極的にとるべき食品

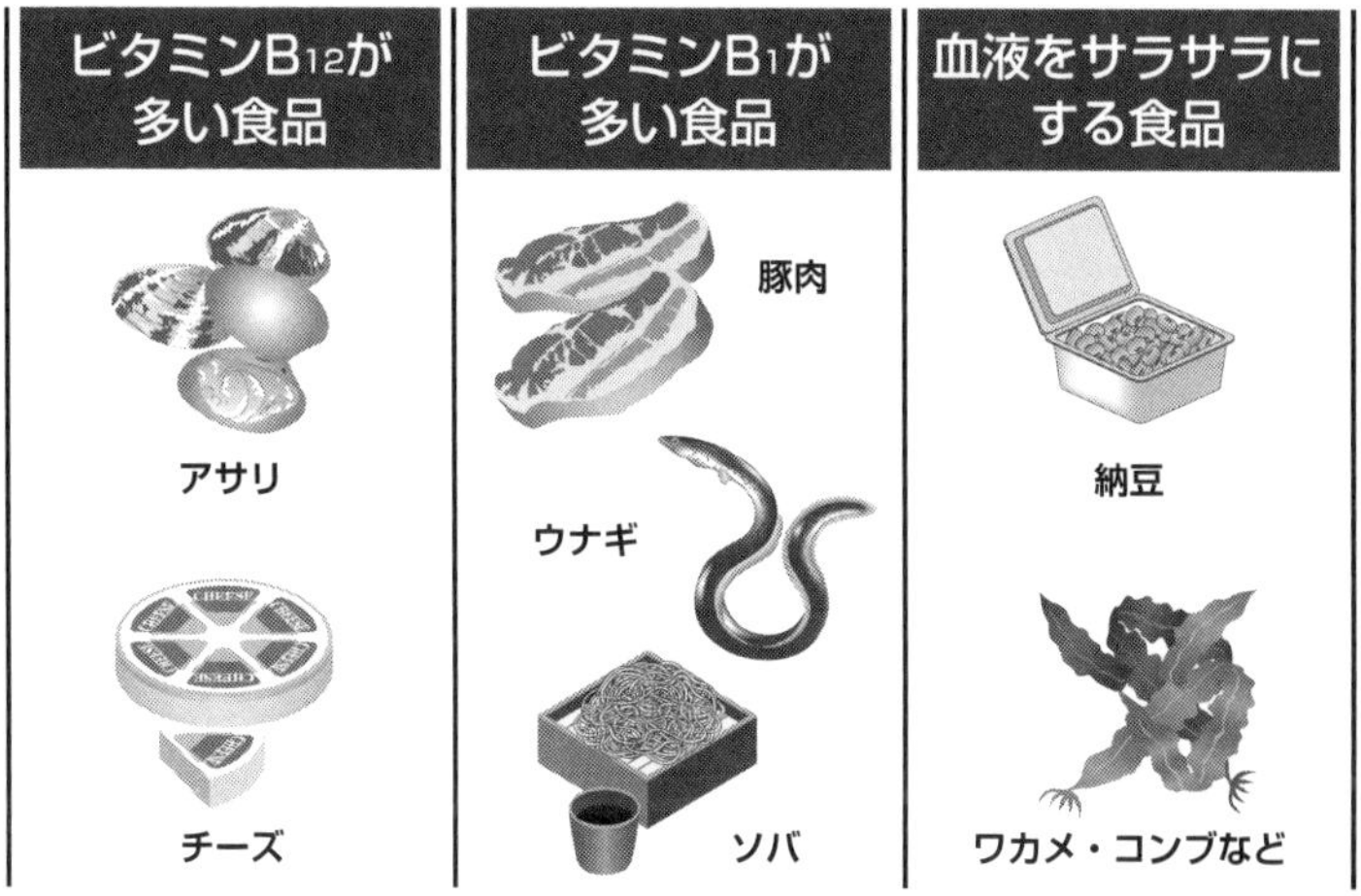
ビタミンB12が多い食品
アサリ
チーズ
ビタミンB1が多い食品
豚肉
ウナギ
ソバ
血液をサラサラにする食品
納豆
ワカメ・コンブなど

は、豚肉、ウナギ、大豆、ゴマ、玄米やソバなどの全粒穀物に多く含まれます。これらの栄養成分が含まれている食品を積極的にとるといいでしょう。

さらに、内耳の血流をよくするために、**血液をサラサラにする働きのある食品**を意識してとることもおすすめです。納豆には、血栓（血の塊）を溶かす働きのあるナットウキナーゼという栄養素が含まれています。梅干しやお酢、レモンなどに含まれるクエン酸には血液をサラサラにする働きがあります。コンブやワカメ、モズク、ヒジキなどの海藻類に含まれるアルギン酸という水溶性（水に溶ける性質）の食物繊維はコレステロールの吸収を抑えて動脈硬化（血管の老化）を防ぐ働きがあります。（坂田英明）

Q58 さけたほうがいい食べ物はありますか？

耳鳴りが改善するまでは、カフェインを含む飲み物は厳禁です。カフェインには、神経を興奮させる作用があります。耳鳴りは、内耳《ないじ》の神経が異常興奮して異常な音を発している状態です。そのような状態でカフェインをとれば、内耳をますます興奮させてしまいます。緑茶の健康効果は広く知られているとおりで、紅茶には体を温める作用、コーヒーにはダイエット効果もあります。しかし、耳鳴りの人にとっては、こうした健康効果よりも、弊害のほうが上回ってしまうのです。

耳鳴りを治したいのであれば、コーヒーや紅茶、緑茶などはきっぱりとやめましょう。飲み物は、カフェインを含まない麦茶やソバ茶、ハーブティーなどがおすすめです。ソバ茶にはビタミンB_1が含まれているので、耳鳴りのある人にはよい飲み物かもしれません。ただし、アレルギー体質の人は注意してください。

辛い食べ物も、神経を刺激してしまうのでさけるようにしてください。カレーなど香辛料をたくさん使った食べ物や、ワサビやカラシ、トウガラシなどの刺激物もできるだけ控えましょう。これらの食品には、神経を刺激して高ぶらせる作用があり、内

さけたほうがいい食品

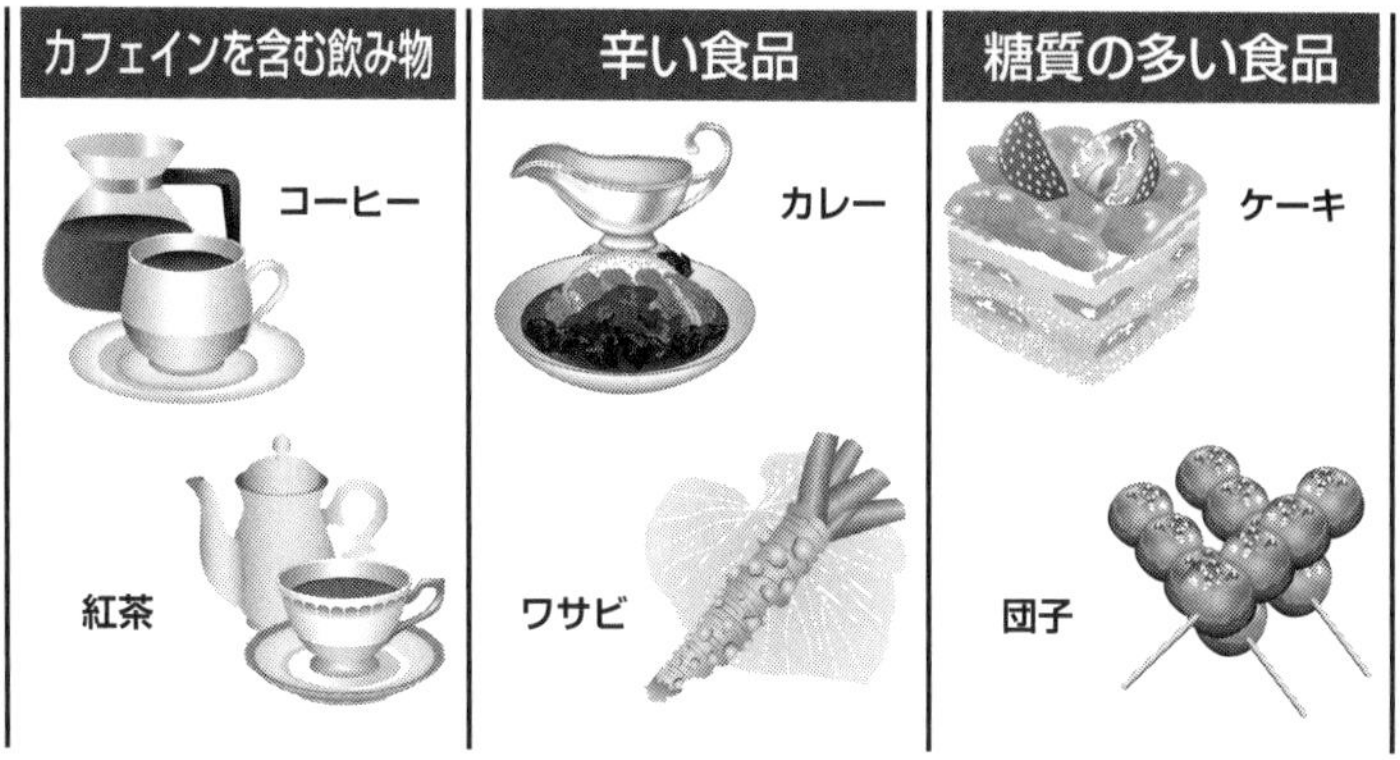
カフェインを含む飲み物
コーヒー
紅茶
辛い食品
カレー
ワサビ
糖質の多い食品
ケーキ
団子

耳や脳の異常興奮を増悪させてしまう可能性があります。

また、**糖質を多く含むお菓子類を食べすぎると、ビタミンB_1が不足してしまいます。**糖質の分解にはビタミンB_1が必要になるため、糖質の豊富な食品をとると、ビタミンB_1をムダに消費してしまうのです。疲れたときなどは甘いお菓子を食べたくなりますが、耳鳴りを悪化させる原因にもなるので、甘い物をとりたいときは果物を食べることをおすすめします。ミカンや柿などに多いビタミンCは、血管壁を強くする働きがあるとともに、体内をアンチエイジング（抗老化）させる抗酸化作用があります。「3時のおやつ」というように、昼すぎが血糖値が下がりやすいので、甘い物をとる場合はおすすめです。肥満は生活習慣病を招き、耳鳴りにはマイナス要因なので、食べすぎにも注意してください。

（坂田英明）

Q 59

喫煙や飲酒はやめるべきですか?

タバコは百害あって一利なし。すぐにでも禁煙することをおすすめします。一方、お酒は、適量なら薬に、過度なら毒となります。上手につきあってください。

タバコを吸うと、ニコチンと一酸化炭素を体に取り込むことになります。ニコチンは血管を収縮させる作用があり、血流悪化が生じます。一酸化炭素は、酸素を運ぶヘモグロビンと血液中で結びつき、臓器に酸欠状態をもたらします。つまり喫煙は、血の巡りを悪くし、体のいたるところで臓器の機能を低下させるのです。そして酸化ストレスが高まり、血管炎が生じ、ひいては動脈硬化に陥ります。内耳《ないじ》という器官もその弊害をこうむり、耳鳴りが生じたり、もともとある耳鳴りが悪化したりします。

適度なアルコールの摂取は、血行をよくして精神を安定させる効果があり、耳鳴りが軽くなるという人もいるようですが、飲みすぎてしまうと耳の不調につながることがあります。飲酒により耳鳴りやめまいがしてくるときは、飲まないでください。

ちなみに適量といわれる量は、日本酒なら1合、ビールなら大ビン1本、ウイスキーならシングル2杯ぐらいでしょう。

(中川雅文)

Q 60 水分はとったほうがいいですか？

耳鳴りや難聴を招く原因の一つに「脱水」があります。脱水とは、単なる水分不足ではなく、「体液が不足した状態」のことです。

脱水状態になると、血液がドロドロになって血流障害や動脈硬化（血管の老化）の原因になるだけでなく、リンパの流れが悪くなって体がむくみやすくなります。こうした血流の低下によって脳の働きが衰えると、耳の機能にもエラーが起こりやすくなり耳鳴りや難聴を招きます。特に、**耳鳴りは脱水の初期症状のことも少なくないので、耳鳴りがしたら即座に水分補給をすることが大切です。**

脱水は、水分摂取量が足りないときだけでなく、ナトリウムやカリウムといった電解質（電気を通すミネラル）の不足でも起こります。電解質は神経の伝達に不可欠な栄養素のため、不足すれば運動能力の低下、頭痛や疲労感、耳鳴り、めまいのほか、気分の落ち込みやイライラを招くこともあります。水分はミネラルたっぷりの食事といっしょにとると効率よく吸収されるため、水分やミネラルが豊富な旬《しゅん》の食材や汁物を中心に、３度の食事でしっかりとりましょう。

（中川雅文）

Q61 耳鳴りに化学物質が影響することはありますか？

日本ではまだ認識が低いのですが、白髪を黒く染めたり、自分の本来の髪色と違う色に髪を染めたりする毛染め液には、鉄や銅などの鉱物質や、有害な化学物質が含まれているものが存在し、こうした化学物質が耳鳴りに影響することがあります。

アニリン色素の誘導体（アニリンを変化させた化学物質）もその一つです。アニリン色素とは、もともと染料の成分として用いられていた物質ですが、毒性が強いため、最近は化学変化させた誘導体が用いられています。化学変化させたとはいえ、毒性は残っているので、絶対に安全というわけではありません。アニリン色素の誘導体は、皮膚から体内に染み込みやすく、排出されにくいという性質を持っています。毛染めで用いた場合、頭皮から染み込み、脳に影響を与える可能性があるのですが、中でも知覚や運動機能・平衡感覚をつかさどる前庭《ぜんてい》小脳という部位が害された場合、耳鳴りやめまい・難聴を起こしやすくなります。長年毛染めをしている人で耳鳴りに悩んでいる人は、毛染めをやめてみてください。どうしても髪を染めたい人は、自然素材を用いた毛染め液を試してみるといいでしょう。

（坂田英明）

Q62 運動を心がけるべきですか？ どんな運動がいいですか？

耳鳴りや難聴にとって、ストレスは大敵です。そんなストレス解消の有効な手段の一つが運動です。適度な運動は効果の高い健康維持法で、心を晴れやかにし、体を丈夫にします。重い持病があるといった理由で医師から運動を禁止されていない限り、毎日適度な運動をするようにしてください。運動をすると代謝（体内で行われる化学反応）がアップし血行がよくなるので、脳や神経の働きもよくなり、耳鳴りの予防、症状の改善が期待できます。適度な運動で適度な疲労を覚えると、不眠の予防にもなります。また、肥満・メタボリックシンドロームの予防にもなり、糖尿病や高血圧といった生活習慣病の防止にもつながり、いいことずくめです。

体に無理をかけないように、**まずは有酸素運動の基本である毎日のウォーキングから始めてみましょう。**最初は1日30分～1時間ほどを目安に、週に5日ぐらいのペースで続けられると効果的です。可能な方は、週1～2回40分程度のプールでのウォーキングが最も効果的なのでお試しください。

（坂田英明）

まずはウォーキングから始めよう

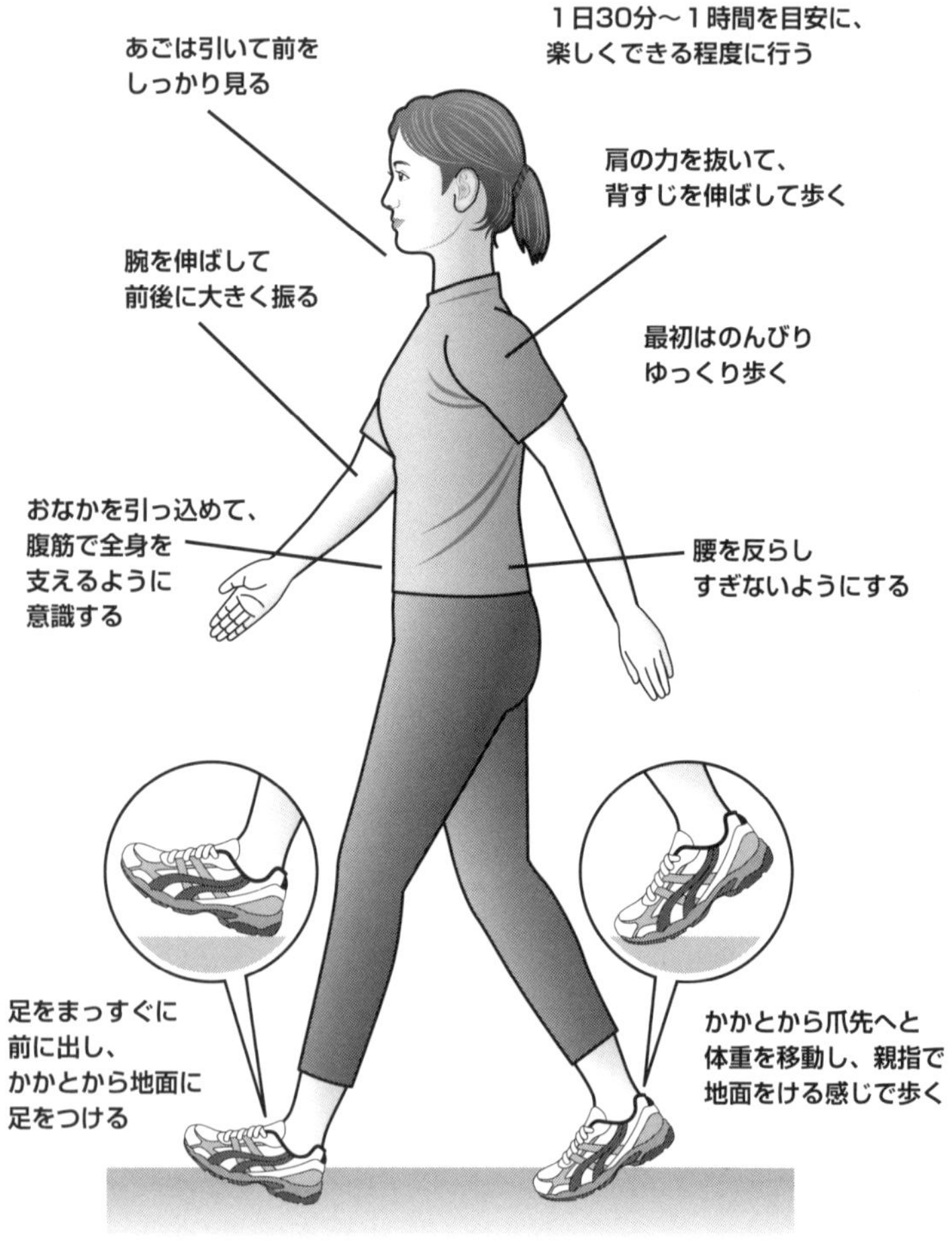

1日30分～1時間を目安に、
楽しくできる程度に行う
あごは引いて前を
しっかり見る
肩の力を抜いて、
背すじを伸ばして歩く
腕を伸ばして
前後に大きく振る
最初はのんびり
ゆっくり歩く
おなかを引っ込めて、
腹筋で全身を
支えるように
意識する
腰を反らし
すぎないようにする
足をまっすぐに
前に出し、
かかとから地面に
足をつける
かかとから爪先へと
体重を移動し、親指で
地面をける感じで歩く

Q63 耳鳴りを改善するために、自宅で簡単にできる体操はありますか？

内耳《ないじ》の機能障害によるめまいの場合、内耳を鍛えることでめまいの症状を改善できる可能性があります。特に、平衡機能をつかさどる三半規管に働きかける運動をするのは、とても効果的です。そのための方法として、私が患者さんにすすめているのが「しこ踏み体操」です。

しこ（四股）とは相撲の力士が土俵入りのさいに行う基本動作ですが、毎日続けていくと平衡感覚が鍛えられ、体のバランスが整ってきます。**内耳の耳石や三半規管も鍛えられ、音の振動を脳に伝える内耳の有毛細胞の活性化にもつながります。**

しこ踏み体操のやり方は簡単です（次の㌻を参照）。文章の説明でわかりにくい場合は、テレビの相撲中継を参考にするといいでしょう。

力士は軸足と上げた足が一直線になり、動きも安定していますが、なかなか力士のようにうまくはできないものです。とはいえ、目的は内耳を鍛えることなので、無理は必要ありません。毎日実践していれば、内耳が鍛えられるでしょう。

（坂田英明）

しこ踏み体操のやり方

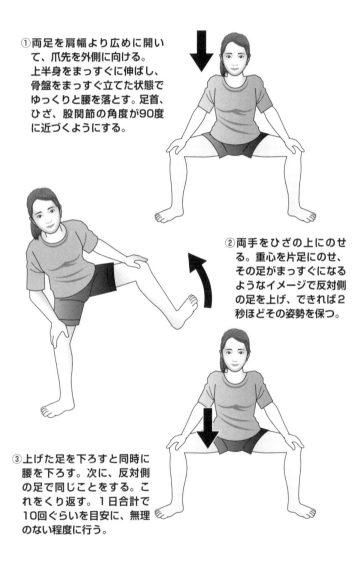

①両足を肩幅より広めに開いて、爪先を外側に向ける。
上半身をまっすぐに伸ばし、骨盤をまっすぐ立てた状態でゆっくりと腰を落とす。足首、ひざ、股関節の角度が90度に近づくようにする。

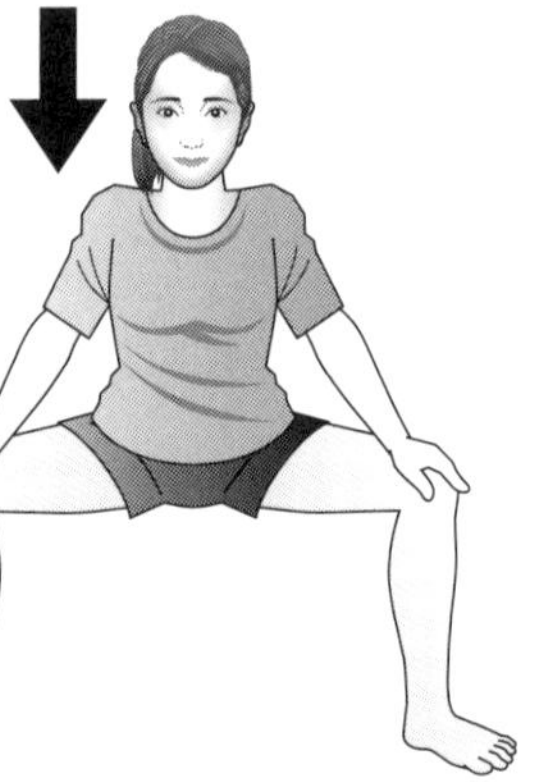

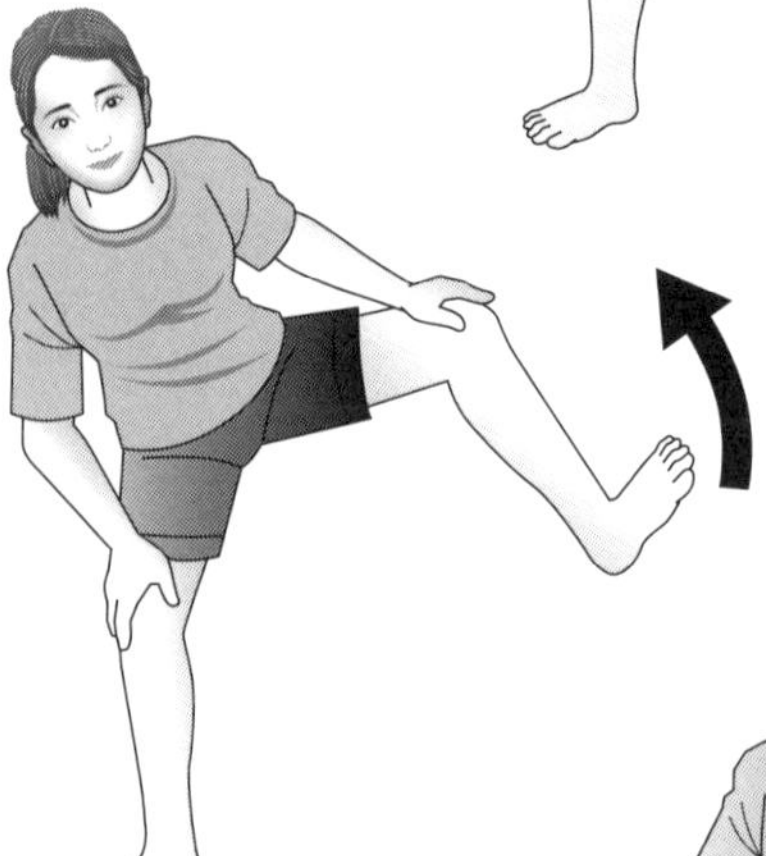

②両手をひざの上にのせる。重心を片足にのせ、その足がまっすぐになるようなイメージで反対側の足を上げ、できれば2秒ほどその姿勢を保つ。

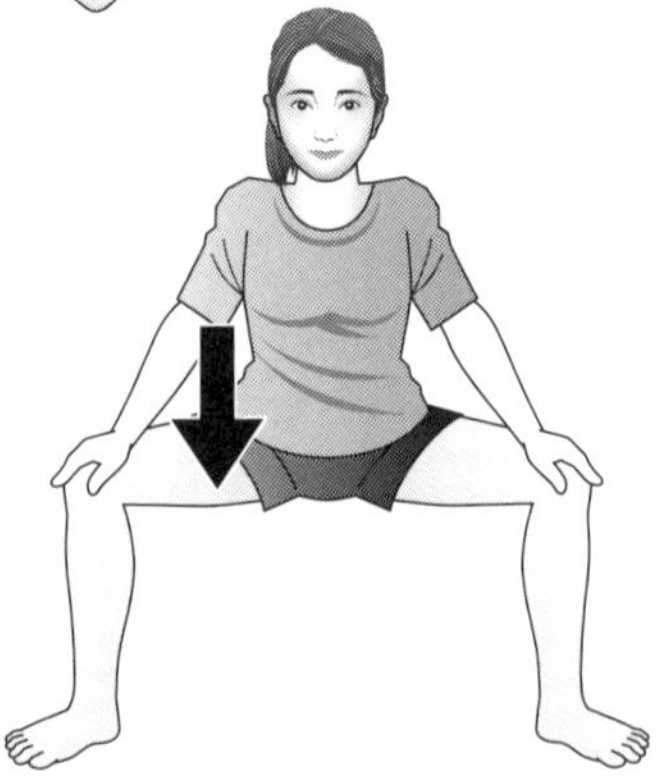

③上げた足を下ろすと同時に腰を下ろす。次に、反対側の足で同じことをする。これをくり返す。１日合計で10回ぐらいを目安に、無理のない程度に行う。

Q64 NASAが推奨する方法で耳鳴りが改善すると聞きました。どんな方法ですか？

30分に1度立ち上がるだけという手軽な運動で、内耳《ないじ》の有毛細胞が活性化され、めまいが改善する方法があります。それが「耳スクワット」です。

内耳の中の前庭《ぜんてい》（耳石器）と呼ばれる器官では、有毛細胞の上に耳石と呼ばれる炭酸カルシウムの結晶が層をなしてのっています。体が傾いたり、水平・垂直方向の動きが加わったりすると、耳石のズレが有毛細胞に伝わり、私たちは自分の頭がどこを向いていて、どのように動いているのかを感じることができます。耳スクワットで立ち上がる動作を行うと、頭が上下・斜めに動くため、耳石が刺激されて有毛細胞が活性化し、耳鳴りや難聴などの耳トラブルの改善につながるのです。

NASA（米国航空宇宙局）でも、**耳石は老化のカギを握る重要器官として注目されています。**宇宙空間では筋肉や骨、血管の老化が地上の10倍で進みます。無重力状態では耳石が浮いたままで動かないのですが、このことが老化を早くする大きな要因だと解明されたのです。地上でも、座りっぱなしでいると耳石が動かないため、老化が早く進みます。そこでＮＡＳＡでも、耳石を刺激して老化を防ぐ方法として、耳スクワットのような30分に一回は立ち上がる動作を推奨しています。

（坂田英明）

耳スクワットのやり方

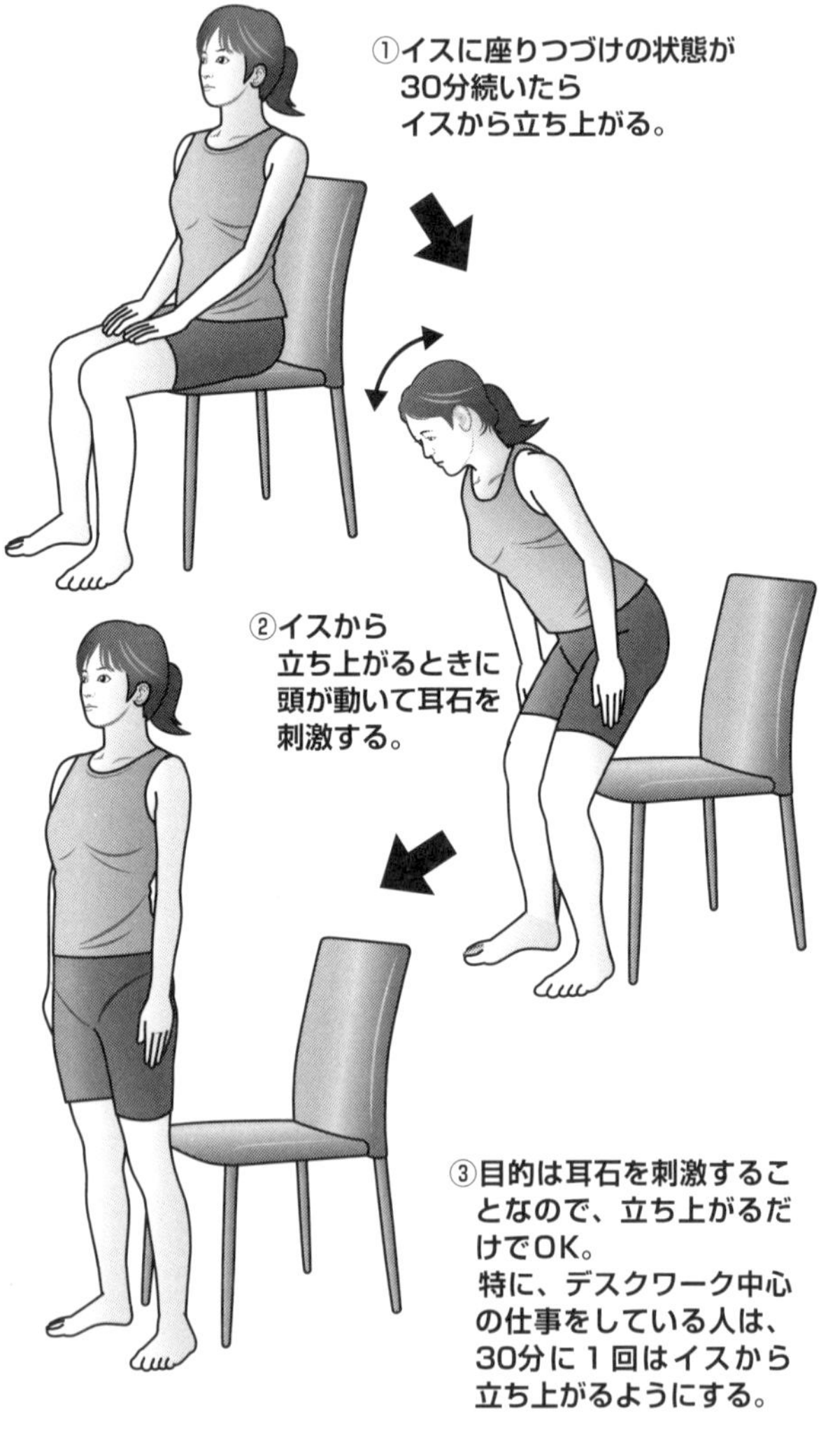

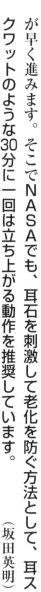

①イスに座りつづけの状態が30分続いたらイスから立ち上がる。
②イスから立ち上がるときに頭が動いて耳石を刺激する。
③目的は耳石を刺激することなので、立ち上がるだけでOK。
特に、デスクワーク中心の仕事をしている人は、30分に１回はイスから立ち上がるようにする。

Q65 耳をもむと耳鳴りの改善に役立ちますか？

耳介《じかい》（外に飛び出している、一般に「耳」と呼ばれている部位）をまんべんなくもむマッサージは、耳周辺の血流を改善することにつながるため、耳鳴りや難聴に悩んでいる人におすすめのセルフケアの一つです。

右手で右耳、左手で左耳と、それぞれ耳介の上部を持ち、上から下、下から上へとまんべんなく耳介をマッサージします。耳介の後ろを親指で押さえ、耳介の前を人さし指の側面で押さえるようにして、痛気持ちいいと感じるくらいの力でていねいにもむといいでしょう。

マッサージには、血流をよくする効果があります。耳介をマッサージすることで耳周辺の血流が改善し、耳介だけではなく、耳の奥まで酸素と栄養が行き渡るようになり、耳鳴りの改善に影響するものと思われます。

耳介が硬くなっている人は、マッサージをしているとしだいに柔らかくなり、特に心地よさを感じるでしょう。耳鳴りの症状がある人は、疲れがちな耳を耳介のマッサージでほぐして、優しく耳を癒《いや》してあげてください。

（坂田英明）

耳介のマッサージ

右手で右耳、左手で左耳と、それぞれ耳介の上部を持ち、上から下、下から上へとまんべんなく耳介をマッサージする。毎日少なくとも１度は行う。

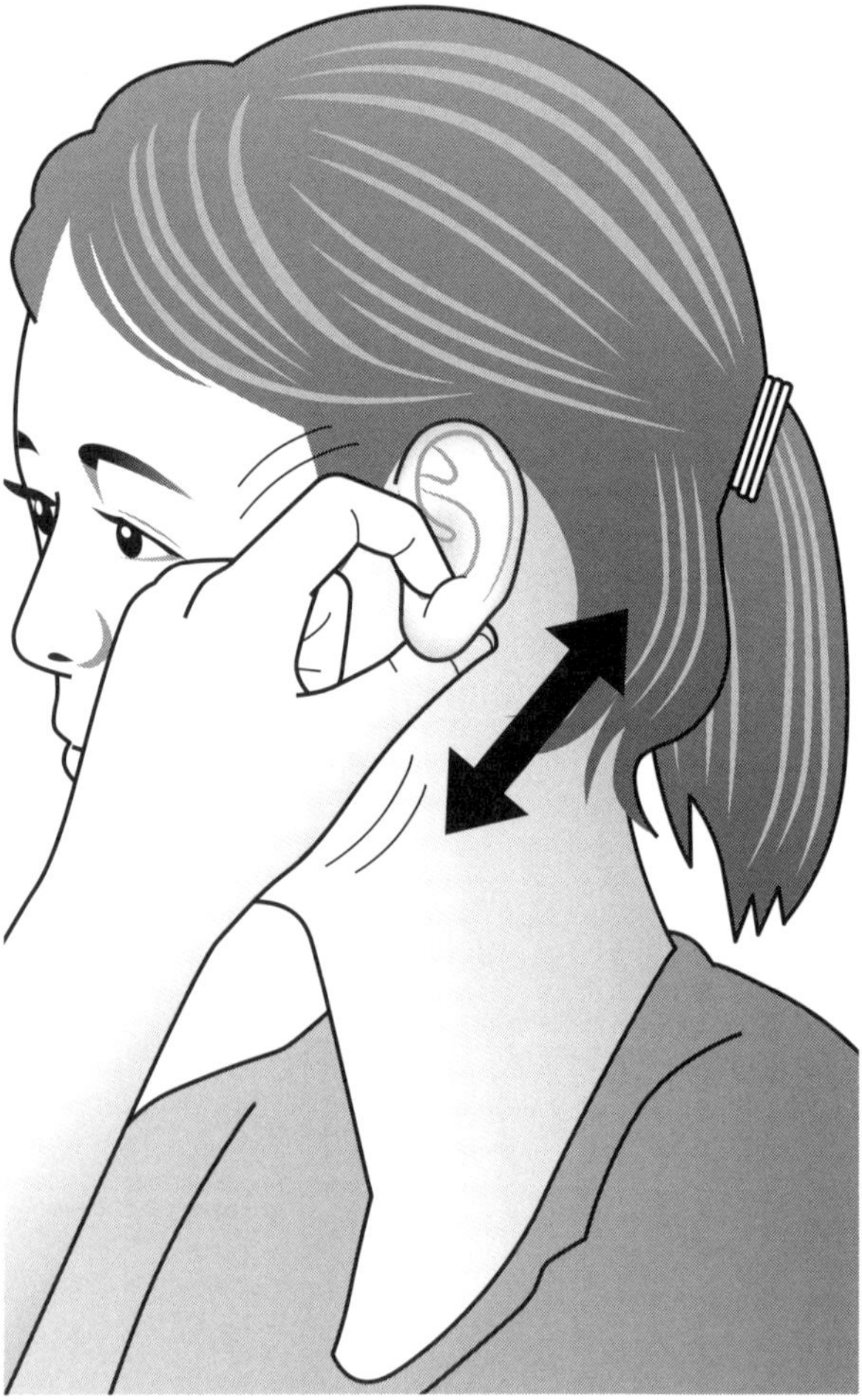

Q66 耳のストレスを軽くするマッサージ法はありますか？

耳と心身のストレスを癒《いや》すマッサージとして、私が患者さんにおすすめしているのが「Gentle Skin Touch《ジェントルスキンタッチ》」（そっと皮膚をさする）です。耳の後ろの骨の突起（乳様《にゅうよう》突起）から鎖骨にかけて走っている胸鎖《きょうさ》乳突筋《にゅうとつきん》と呼ばれる筋肉があります。この筋肉は、頭を支える大事な筋肉ですが、この部位は、デフォルトモード（正常な状態）に体を整えてくれる迷走神経が集中する大事な場所でもあります。

胸鎖乳突筋をそっとなでることで迷走神経（副交感神経の一種）が活性化されるとマインドフルネス（瞑想）の効果が生まれ、**身も心も、そして耳にもリラクゼーションがもたらされます。**また、胸鎖乳突筋のこわばりは、めまいなどの耳の不調の原因にもなります。胸鎖乳突筋を「そっとやさしくなでる」そんないつでもどこでもできるセルフケアで、耳鳴りやめまいを和らげたり、まわりの音のうるささにイライラしてしまっている音過敏の状態から気持ちをリセットすることができます。耳の不調を感じるとき、ぜひ胸鎖乳突筋をやさしくなでてみてください。（中川雅文）

胸鎖乳突筋をやさしくなでる（ジェントルスキンタッチ）

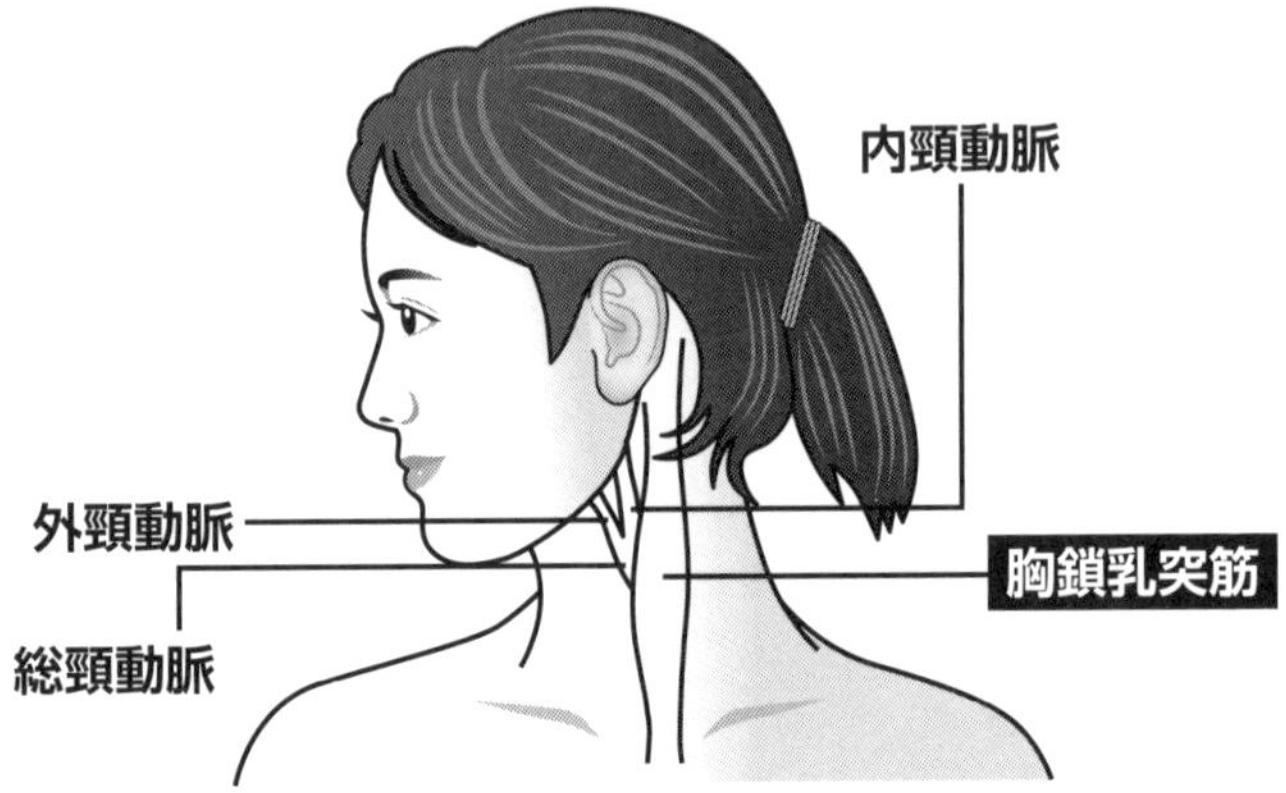

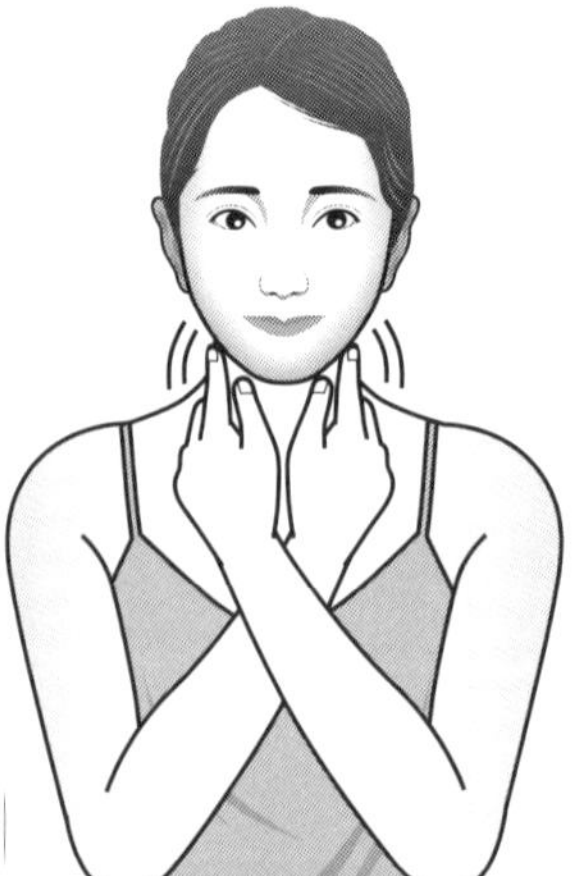

①両手を交差させて耳の下に当て、首の付け根までやさしくなで下ろす。少しずつ位置をずらして3回くり返す。

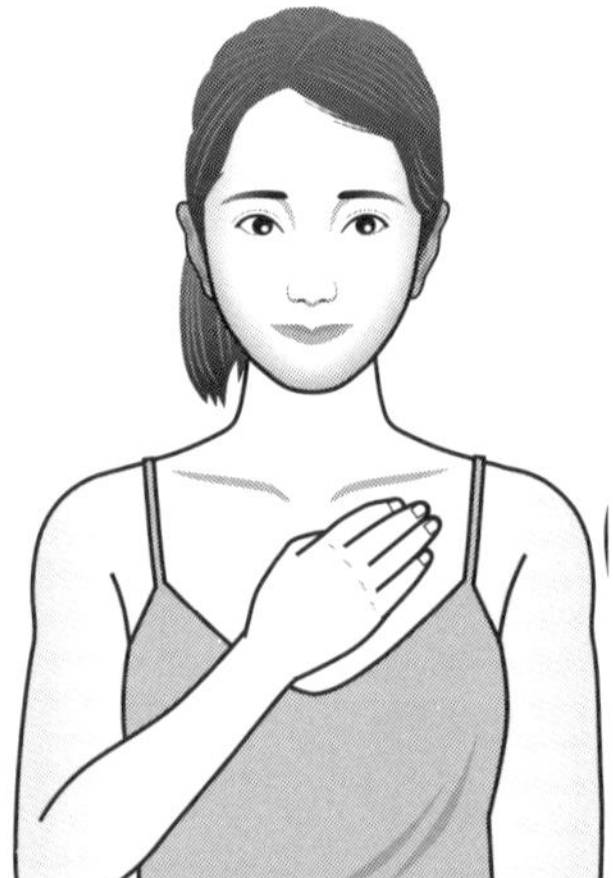

②右手で左の鎖骨の下を中央から左へと、円を描くようにさする。反対側も同じように行う。①〜②を１セットとして1日１セット行う。

Q67 一時ブームになった「ふくらはぎもみ」は耳鳴りの改善に役立ちますか？

私は、耳鳴りやめまいに悩む患者さんに対し、必ず「ふくらはぎもみ」をおすすめしています。

内耳《ないじ》にある三半規管は骨でできており、その内部はリンパ液で満たされています。この内耳がリンパ液でむくんでしまうと、耳鳴りやめまいが起きやすくなります。

血液がドロドロで流れが悪いと、血管の浸透圧（水分が濃度の薄い側から濃い側に移動する圧力）が低下して水分がもれ、内耳がむくむ原因になります。この内耳のむくみを防ぐのに有効なマッサージが「ふくらはぎもみ」なのです。

ふくらはぎは「第2の心臓」と呼ばれ、収縮と弛緩《しかん》をくり返すことにより、心臓から送り出されて足の爪先まで巡った血液を、再び心臓まで戻す血液循環の大切な役割を担っています。ここをもみほぐすことで、足の血液を心臓に戻してむくみを取り、同時に全身に血液を循環させせます。そうすれば、耳や脳・全身の血流が増え、耳鳴りやめまいが改善に向かうと考えられます。

（坂田英明）

ふくらはぎもみ

準備運動としてひざの曲げ伸ばしを５回行い、
左右の足首を５回ずつ回す。

①ふくらはぎの内側を
下から上に向かってもみほぐす。
同じようにアキレス腱から
ひざ裏に向かって
もみほぐす。

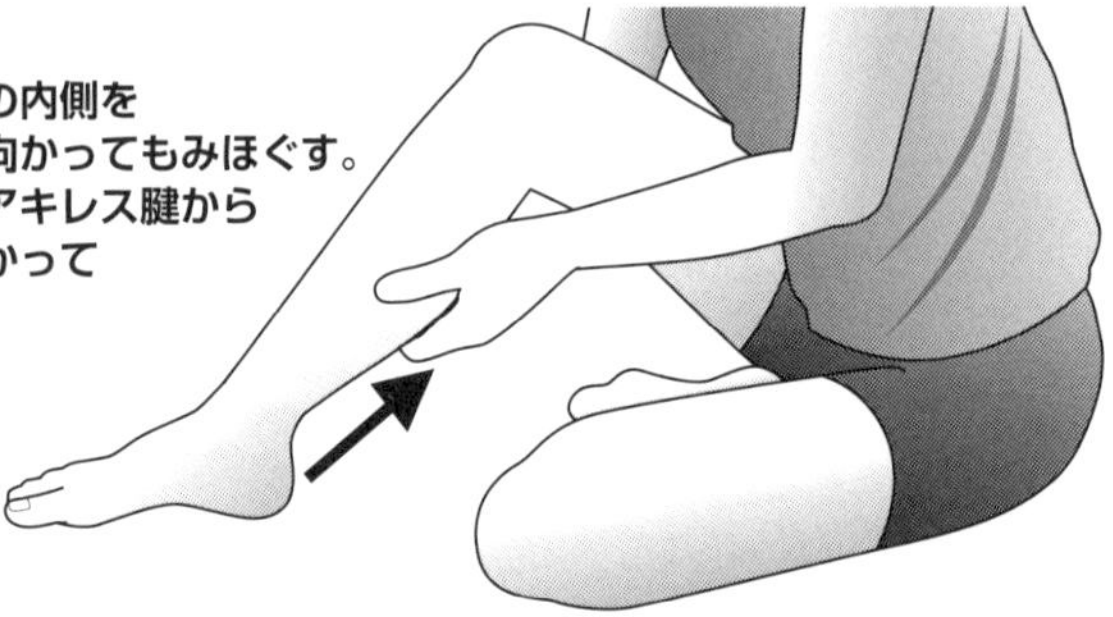

②ふくらはぎの外側を
下から上へともみほぐす。
同じように足首からひざに
向かってすねを
もみほぐす。

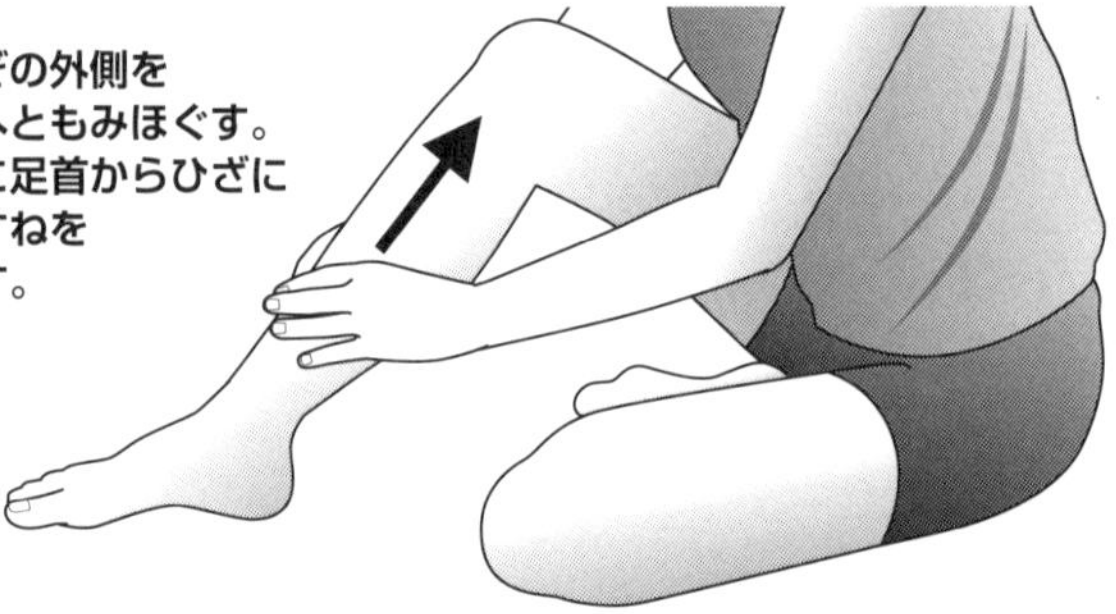

③さらにアキレス腱から
ひざ裏に向かってもみほぐし、
足首からひざに向かって
すねをもみほぐす。

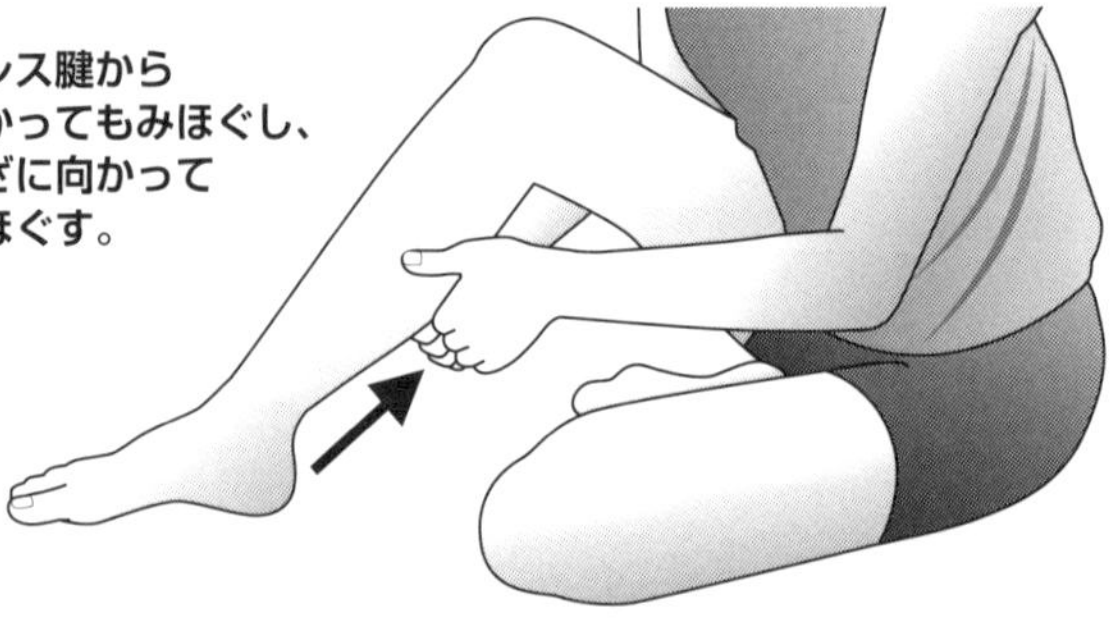

※あまり強くもまないように、①〜③を左右の足に３〜５分ずつ行う。いつ、何度行ってもかまわないが、睡眠の１時間前に行うと効果的。

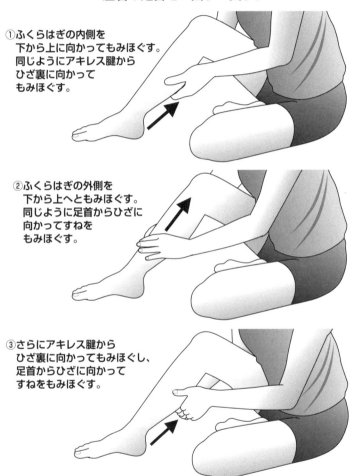

Q68 耳鳴りに効くツボ刺激法はありますか？

耳のツボとしてよく知られているのが、「聴宮《ちょうきゅう》」です。耳のつけ根には、「耳珠《じじゅ》」という突起があります。外耳道《がいじ》（いわゆる耳の穴）の入り口にある小さな出っぱりですが、その耳珠の指の幅1本前で、口を開くとくぼみができる場所があります。ここが聴宮で、ちょうどあごの関節の位置です。

この聴宮というツボを、人さし指の腹で心地よいと感じる程度にやさしく押すと、耳鳴りの改善のために、とてもいいマッサージとなります。**この聴宮を押すマッサージをすると耳周辺の血流がよくなり、耳鳴りや難聴の症状が緩和される効果が期待できます。**また、耳鳴りの症状がないという人も、耳の奥の血流を促進することで、耳鳴りの予防となるので、ぜひ試してみてください。

ただし、あまり強く押しすぎるのはおすすめしません。耳はとてもデリケートな器官なので、やさしくマッサージをしてください。また、敏感な体質でツボのマッサージが合わない人は、無理にマッサージはしないようにしてください。

（坂田英明）

聴宮のマッサージ

聴宮《ちょうきゅう》のツボを、心地いいと感じる程度の強さで30秒程度押す。
1日に何回やってもいい。

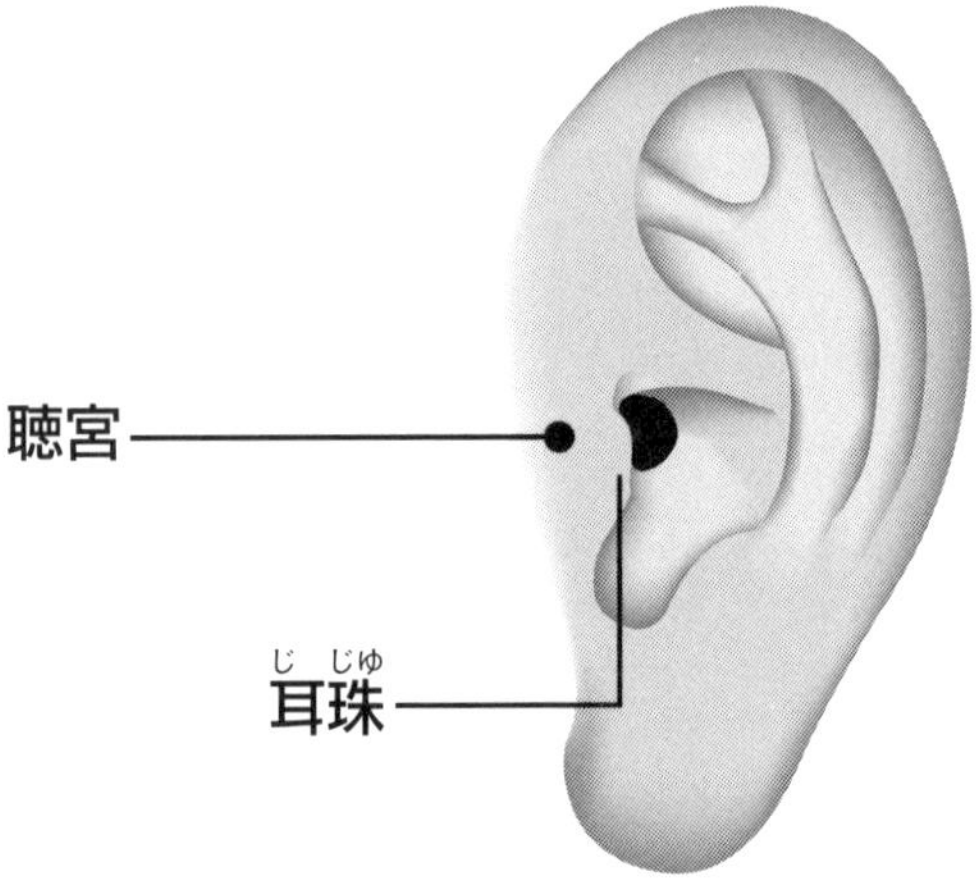

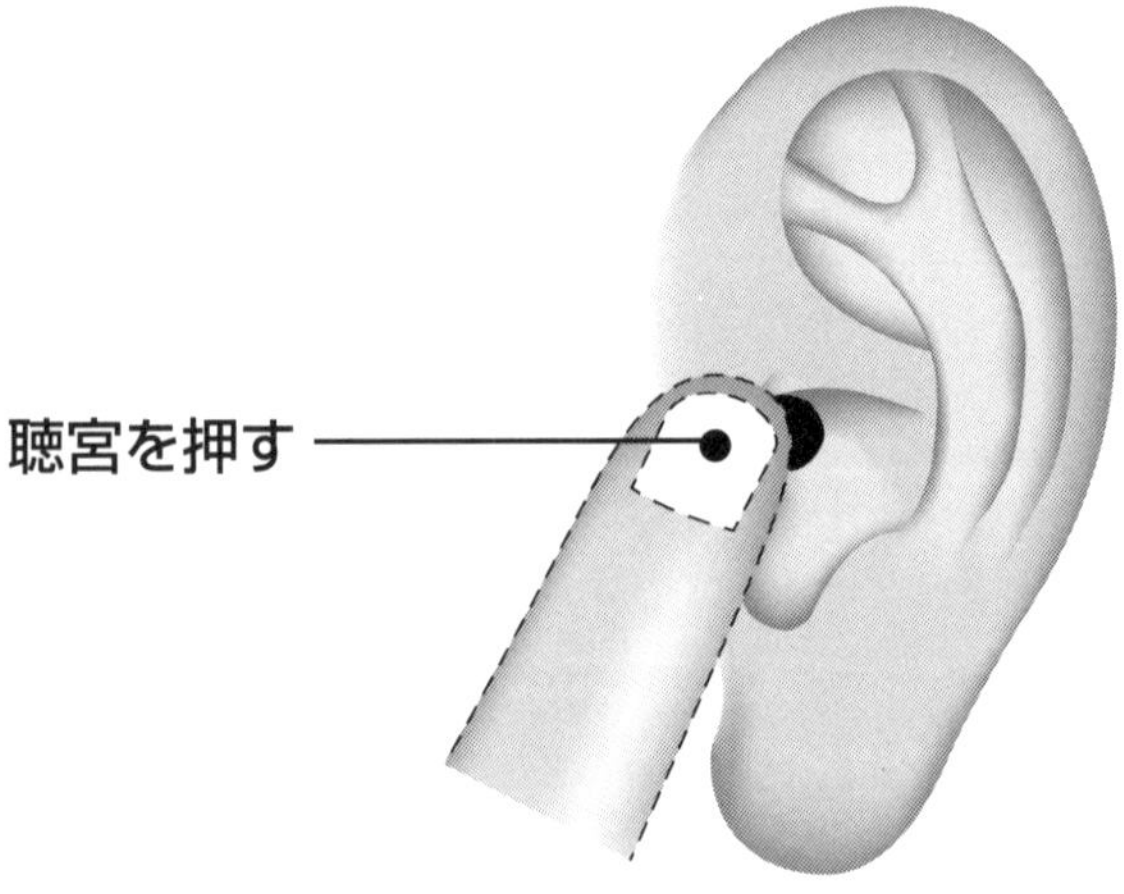

Q69 自然の音を聞くと耳鳴りの改善に役立つと聞きましたが本当ですか？

小川のせせらぎ、そよ風、波。自然界はさまざまな音があふれています。自然の織りなすこうした音色は、不思議なことに、私たちの脳に安らぎを与えてくれます。一方で、電子音や室外機の作動音などにはストレスを感じてしまいます。脳が安らぐ自然の音には、共通の特徴「1／fゆらぎ《エフぶんのいち》」と呼ばれるリズムがあります。そういった音に満たされることは、耳にも脳にも大変よい効果をもたらし、環境音を聞くことでの耳鳴りの改善効果は、多くの研究者が報告しそれを推奨しています。

自然の音に満たされるのが一番ですが、なかなかそうもいきません。自宅でとなると、ＣＤなどを活用するのがよいでしょう。例えば、バイオリンが中心の楽曲やモーツアルトの作品には、１／ｆゆらぎの含まれる音楽が多いことがわかっています。波の音などの環境音のＣＤも数多く市販されています。そういったＣＤを聴くことでも、耳鳴りを和らげる効果は期待できます。就寝前のひととき、耳と脳をリセットする、１／ｆゆらぎの音に満たされる時間を作るということも大切です。

（中川雅文）

Q70 耳鳴りがあってもよく眠れる方法はありませんか？

耳鳴りの患者さんの多くが、耳鳴りが気になってあまり眠れないと訴えます。この問題は、規則正しい生活を心がけることで解決することができます。

人の体は、自律神経に支配されています。自律神経には活動時に働く交感神経と休息時に働く副交感神経があるのですが、ストレスや疲労を抱えるとバランスが乱れ、交感神経が異常に興奮します。交感神経には血管を収縮させる働きもあり、血液の循環まで悪くなり、内耳《ないじ》や脳に負担をかけて耳鳴りを起こす一因となります。しかし、副交感神経が夜間にきちんと優位になって熟睡できれば、血管が拡張し、内耳や脳へ送られる血液量も増え、耳のトラブルも改善に向かうと考えられるのです。

朝、コップ1杯のお湯、昼2時ごろコップ1杯のハチミツレモン、寝る前にコップ1杯の冷たい水を飲むと、体温調節がスムーズになり、自律神経も安定してきます。よい睡眠のためには、自律神経のバランスを整えることが重要です。そのためには、ストレスの軽減を心がけるとともに規則正しい生活が大切になるのです。（坂田英明）

Q 71 イチョウ葉エキスが耳鳴りにいいと聞きましたが本当ですか？

「イチョウ葉エキス」は、『耳鳴診療ガイドライン２０１９年版』においても、副作用がなく耐用性がよいと評価されていて、耳鳴りの医療現場においても注目されているサプリメント（栄養補助食品）です。ドイツやフランスではすでに医薬品として認められており、脳梗塞《こうそく》の再発防止の薬として用いられています。

イチョウはとても生命力のある植物で、その葉から抽出されたエキスには、およそ１００種類もの有効成分が含まれているとされます。中でも特筆すべきは、13種類も確認されているフラボノイドを含有していることです。フラボノイドとは、抗酸化作用（活性酸素を除去する働き）を持ち、ストレス緩和、がん抑制、免疫機能改善、血液サラサラなどの働きが期待できる物質です。また、β《ベータ》アミロイドの蓄積を阻害するとされ、認知症予防にも効果的です。日本では医薬品として認められていないため、市販のサプリメントとして入手することになります。いくつものメーカーから市販されているので、品質や価格など、見定める必要があるでしょう。

（坂田英明）

Q72 ハチノコが耳鳴りにいいと聞きましたが本当ですか？

「ハチノコ（ハチの幼虫）」は、長野県や岐阜県、山梨県などの山間部で古くから食されてきた伝統食品です。中国では、老化防止や滋養強壮によいとされ、伝統的に薬などに使われてきました。

ハチノコには、アミノ酸（たんぱく質の構成成分）全20種のうち18種が含まれ、ミネラル（無機栄養素）やビタミン類も豊富に含まれていることがわかっています。理化学研究所が発見したスズメバチアミノ酸混合物（V・A・A・M）は、脂肪を効率的に燃焼させることが確認され、スポーツドリンクに応用されています。

岐阜大学医学部の青木《あおき》光広《みつひろ》臨床准教授のグループの実験では、ハチノコのたんぱく質に、耳鳴りと聴力の改善効果と、ストレスを和らげる効果があることが報告されています。そのほかにも、現在、いくつかのグループがハチノコの耳鳴り改善効果について研究を進めており、今後の研究成果が期待されます。

（坂田英明）

第5章

難聴の原因・症状についての疑問25

Q 73 聴力がどこまで悪くなると病気と診断されますか？

誰もが年齢とともに少しずつ聴力は衰えていきます。聴力の衰えは、聞こえにくい、聞き返しが増えた、聞き間違えた（空耳）といった症状から始まり、進行するといよいよ聞こえなくなってしまいます。

その人に備わっている聴力は、聴力レベルという指標で表すことができます。聴力レベルはデシベル（dB）という単位で示される指標から分類され、0《デシベル》が正常者の聴力になります。

日本聴覚医学会では、難聴のレベル（程度）を、①軽度、②中等度、③高度、④重度の４つに分類しています。

①軽度難聴（平均聴力レベル25《デシベル》以上40《デシベル》未満）

小さな声や騒音のある環境での会話の聞き間違いや聞き取り困難がある。会議などでの聞き取りを改善する目的で、補聴器の適応となることもある。

②中等度難聴（平均聴力レベル40《デシベル》以上70《デシベル》未満）

ふつうの大きさの声の会話の聞き間違いや聞き取りにくさがある。補聴器のよい適応となる。

③高度難聴（平均聴力レベル70デシベル以上90デシベル未満）

非常に大きい声か補聴器を用いないと会話が聞こえない。聞こえても聞き取りには限界がある。

④重度難聴（平均聴力レベル90デシベル以上）

補聴器でも聞き取れないことが多い。人工内耳《ないじ》（Ｑ１２０を参照）の装用がすすめられる。

ただし、こうした難聴のレベルと、個人の感じる不便さは必ずしも一致しません。生涯学習を目標に学びを続けている人だと軽度難聴でも不便さを明確に自覚しますが、隠居して他人との接点が少なくなった人は中等度難聴になっても聞こえの衰えを自覚していないことも少なくありません。

難聴を放置することは、認知機能の衰えを招き、ひいては認知症につながるともいわれているので、聞こえに不安のある人は近くの耳鼻咽喉《いんこう》科の先生に相談することをおすすめします。

（中川雅文）

Q74 なぜ難聴になるのですか？

皮膚が紫外線にさらされることで傷《いた》み衰えるように、耳も音にさらされることで経年変化として衰えていきます。私たちは、強い日差しに対して、日陰《ひ》に入ったり、日傘《がさ》を使ったりします。音も耳にやさしい音と耳を傷めてしまう音があり、大きな音、うるさい音は総じて耳に悪いです。そうした音をさけることが難聴予防の一番のポイントとなります。日傘やサングラスで肌や目を紫外線から守るように、耳栓でうるさい音から耳を守ることで聴力レベルの低下という経年変化にブレーキをかけられます。

肌ケアに熱心な人なら、乾燥に対して保湿クリームを使ったり、赤ちゃん肌をめざしてヒアルロン酸やプラセンタをとったりといった気配りをされているのではないでしょうか。実は、耳も同じ。ケアや食事を気づかうことが大切なのです。

難聴が進行しやすい人は、以下のような特徴を抱えている人が多いようです。

①大きな音量で音楽やテレビを聴く　②タバコをやめられない　③お酒を飲みすぎる
④甘い物に目がない　⑤体を動かすことはあまり得意（好き）でない
⑥糖尿病　⑦高血圧　⑧腎臓《じんぞう》が悪い　⑨両親（祖父母）が難聴だった

特に、②③④⑤のような生活習慣的な要因は、今日からでもその解決に取り組むことができます。耳も体の一部、大切な器官です。運動や食事など、生活習慣の改善に取り組むことが一番です。一日も早く、こうした「耳活」を始めましょう。

もちろん、耳あか（Q81を参照）や中耳炎《ちゆうじ》といった耳の病気から難聴になることもあります。歯医者さんで虫歯や歯垢《しこう》のチェックを受けるように、年に2回は定期的に耳鼻咽喉《いんこう》科でチェックしてもらうことも大切です。突然何の誘因もなく急に片側の耳が聞こえなくなったり（突発性難聴。Q89を参照）、爆発音のような大きな音にさらされてひどい耳鳴りや聞こえの低下を感じたとき（音響性聴器障害。Q97を参照）はようすを見るのではなく、すぐに耳鼻咽喉科を受診してください。

ひと言で難聴といっても、その原因はさまざまで症状も人それぞれ違います。医師は、難聴を訴える患者さんに対し、問診や検査を行い、難聴の原因を特定したうえで治療に当たります。ただし、原因が特定できないケースや、原因がわかっても治療効果が期待できない病気もあります。それでも、早期に治療を受ければ聞こえが改善する例も多いので、聞こえの異常を感じたらできるだけ早く耳鼻咽喉科を受診するようにしてください。

（中川雅文）

Q75 難聴に悩む人はどのくらいいますか？

２０１８年に報告された補聴器の大規模実態調査「Japan Trak 2018」によると、日本人の難聴者の割合は、12％程度（自己申告、サンプル調査）とされています。つまり日本には１４００万人程度の難聴の方がいると思われるのです。ところが実際に補聴器などで対処している人は、そのうちの15％程度にすぎません。

さて「難聴は高齢者がなるもの、私は大丈夫」とたかをくくっている人がいるかもしれません。しかし、実は、近年、若年層の難聴者数の増加が世界的にも大きな問題となっているのです。ＷＨＯ（世界保健機関）の報告によると、12～35歳の若者の半数（約11億人）が難聴のリスクに直面していると警鐘を鳴らしています。実際、日本でも15～24歳の年齢層における難聴者数は、ここ10年で2倍に増えています。難聴の人が増えた理由として、いつでもどこでも音楽を楽しめる豊かな時代になったことが影響しています。便利さが、耳が大きな音に長い時間さらされやすい状況を生み出してしまいました。もちろん、安全に聞く（セーフリスニング）、賢く聞く（スマートリスニング）を心がければ耳を壊すという心配も無用です。

（中川雅文）

Q76 難聴になるといずれ音が全く聞こえなくなるのですか？

難聴が進むと「さ行」、「は行」、「か行」、「た行」といった子音の識別が苦手になってきます。「はくしゅ」を「あくしゅ」と聞き間違えたり、「さとう」を「かとう」と間違えたりするなど、日常的に聞き取りのエラーが増えていきます。

私たちは、「聞く」ときには同時に「見て」もいますから聞き取りにくかった言葉や情報の不足は、目で見て補ったり、脳で想像したりして情報補塡《ほてん》をしてコミュニケーションや学習を維持しています。そのため、かなり耳が遠くなっていても、そうした情報補塡によってその人が難聴だと気づかないこともあります。

音が全く聞こえないのが難聴なのではありません。難聴の進行は「聞き間違い」から始まります。聞き間違いをごまかすため、「あ、あれね」「そうそう、それのこと」と、こそあど言葉を連発しはじめ、だじゃれをいったり、怒ったりと、間違いを隠すようになります。聞き返しが多い、会話に参加せず静かにしているという状況が観察できたら、難聴がかなり進んでいる疑いがあります。

（中川雅文）

Q 77

難聴はほうっておけばそのうち治りますか？

耳あかや中耳炎《ちゅうじ》など、外耳や中耳の障害で起こる難聴（伝音難聴という）は、治療すれば、聞こえるように戻すことができます。ですが、内耳の障害で起こる難聴（感音難聴という）は、治すことはできません。また、突発性難聴や騒音性難聴は発症初期なら薬の力で改善させることができますが、皆が皆、きれいにすっかりもとに戻るというわけにはいきません。

聞こえが悪くなったかなと感じたときは、放置せず、すぐに耳鼻咽喉《いんこう》科の先生に相談することが大切です。改善できる難聴も、ほうっておくとその時間が耳の病気をさらに進行させ、もとに戻せない難聴へと悪化していきます。「耳が遠くなるのは年のせい」「聞こえは悪いが病院に行くほどではない」「そのうち治るかもしれないからようすを見ている」「反対側は普通だから我慢する」いずれも大間違いです。難聴は放置していると、たとえそれが中耳炎や耳あかが原因のようなものであっても間違いなくこじれていきます。何事につけ早期発見・早期治療が大原則です。

（中川雅文）

Q78 健康診断で異常なしなら心配ないですか？

健康診断の聴力検査で「異常なし」の結果が出ても、「それなら大丈夫ですね」とは、全くもっていうことはできません。健康診断では、低い音の1000ヘルツと高い音の4000ヘルツの2つの音の聞こえをチェックしていますが、医療機関で行う標準純音聴力検査では、125、250、500、1000、2000、4000、8000ヘルツの7つの周波数帯を調べます。話し言葉の周波数は、250〜6000ヘルツの範囲に分布しているので、1000ヘルツと4000ヘルツだけ調べても、本当の状態は明らかになりません。

健康診断や人間ドックの結果を見て「まだB判定（軽度の異常）か。これなら（ぼくの耳も）まだまだ大丈夫」と勘違いされる人が少なくないのですが、聴覚に関しては、人間ドックで「B判定以下」が出たときには、まっしぐらに耳鼻咽喉《いんこう》科に向かってほしいと常に思っています。

難聴を放置することは認知症になるリスクを高めます。年齢に関係なく聞こえの低下を指摘されたら「まず相談」が大原則です。

（中川雅文）

Q79 難聴には治りやすいタイプと治りにくいタイプがありますか？

加齢性難聴などの感音難聴は治りにくいといわれますが、耳あかが原因の難聴（耳《じ》垢塞栓《こうそくせん》）や中耳炎《ちゅうじ》による難聴は、適切な処置をすることで、もとの聞こえを取り戻せる場合がほとんどです。突発性難聴は治療開始が発症から48時間以内か、1週間以上経過してからかで、結果に大きな差が出ます。中耳炎による難聴でも真珠腫《しんじゅしゅ》性中耳炎によるものは、時期を逸すると手術で病気を取り除くことができても、聞こえの回復はかなわないこともあります。

早期発見・早期治療なら治りやすい。放置した期間が長くなるほどに治しにくくなる。この2つの大原則は、あらゆる病気に通じるもので、難聴や耳鳴りなどの耳の病気も同様です。

悩むのは時間のムダです。できるだけ速やかに耳鼻咽喉《いんこう》科の先生に相談するという、そんな心がけを大事にしてください。また、いつでも相談できるかかりつけの耳鼻咽喉科医を持つことも大切です。

（中川雅文）

Ｑ80 どんな音が聞こえづらくなりますか？

どんな音が聞きづらくなるかは、難聴のタイプにより異なります。

①子音の聞き取りが困難となるタイプ…加齢性難聴（初期、軽度）（Ｑ84を参照）
②母音の識別が困難となるタイプ…中耳《ちゅうじ》炎、メニエール病（Ｑ27を参照）
③本来の音とは異なる音に聞き間違えてしまう…加齢性難聴（進行期、中等度以上）
④全体に音がこもってよく聞き取れないタイプ…耳《じ》硬化《こうか》症
⑤周囲がうるさいと急に聞き取れなくなるタイプ…ＡＰＤ（聴覚情報処理障害）

子音の聞き取りが困難なタイプは、高音が聞こえづらい難聴で発生し、加齢性難聴や薬物性難聴（Ｑ82を参照）、頭部打《だ》撲《ぼく》後の難聴などに多いようです。ちなみに、加齢性難聴の人は、電子音や金属音の聞き取りが苦手で、体温計のピー音、電子レンジのチン音を聞き逃します。家族にそんなサインがあったら要注意です。低音が聞こえづらくなると母音の聞き取りが悪くなります。滲出《しんしゅつ》性中耳炎や耳《じ》管《かん》開放症（Ｑ28を参照）、鼓膜穿孔《せんこう》性中耳炎などでそうした症状が認められ、ときにメニエール病や聴神経腫瘍《しゅよう》（Ｑ１０１を参照）といった病気が隠れていることもあります。

（中川雅文）

Q81 耳あかがたまると難聴の原因になりますか？

外耳道《がいじ》がすっかり埋め尽くされるほどに耳あかがたまってしまうと、耳栓を奥まで入れたときのようにほとんど外界の音を聞き取ることができなくなってしまいます。

耳あかには、柔らかく湿ったタイプと、カサカサと乾燥したタイプとがあります。柔らかい湿った耳あかの人はその先祖が南方系の縄文人、乾いたタイプの人は大陸からやってきた弥生人だといわれています。もう何十世紀も前の時代の話なので、右耳は湿っているけど反対の左は乾いた耳あかという人もたくさんいます。

耳あかは、外耳道の分泌腺《ぶんぴつせん》から作られた分泌物とほこりが混じってできたものです。本来、耳あかを分泌する耳垢腺《じこう》は、清浄作用や殺菌作用があるため、適度な量の耳あかは内耳を細菌やほこりから守る働きをしてくれています。ところが、不必要に耳を触りすぎて耳垢腺を刺激しすぎてしまうと、耳あかが増えすぎてしまい、イヤホンや補聴器、綿棒を出し入れしているうちに耳あかが徐々に押し込まれて「耳垢塞栓《そくせん》」になることもあります。このようなときは、無理に自分で除去するのではなく、耳鼻咽《いん》喉《こう》科で取ってもらうことをおすすめします。

（中川雅文）

Q82 薬が原因で難聴になることがありますか？

治療で用いた薬剤の副作用から難聴になることがあります。抗結核薬である「ストレプトマイシン」による難聴は広く知られていて「ストマイ難聴」と呼ばれていました。「カナマイシン」「ゲンタマイシン」などの抗菌薬や白金製剤に分類される抗がん剤などでも難聴が生じやすいことが知られています。鎮痛薬の「アスピリン」や利尿薬（フロセミド）を使用して難聴が起こることもあります。

こうした聴器毒性（難聴の副作用）がある薬も改良され、さらには副作用の出にくい使い方がされるようになり、現在ではほとんど心配する必要はありません。しかし、体質的に副作用の出やすい人がいるのは事実なので、こうした薬を使うときは、主治医と相談しながら適時、耳鼻咽喉《いんこう》科での聴力チェックを受けることも大切です。

血液サラサラの薬の一部には耳鳴りの副作用のあるものがあります。ここ数年そうした副作用の出にくい薬剤（ＮＯＡＣ、ＤＯＡＣ）がいくつも出てきているので、バイアスピリンなど古い タイプの薬をずっと続けている人で耳鳴りが気になる場合には、薬の切り替えなどについて主治医と相談するのがよいかもしれません。

（中川雅文）

Q83 入浴後に急に聞こえが悪くなりました。原因は？

入浴後やスイミング後に急に聞こえが悪くなることがあります。その多くは耳垢塞《じこうそく》栓《せん》（Q81を参照）がかかわっています。耳垢塞栓は、耳あかがつまって難聴を招く状態で、耳あかをためすぎたり、耳掃除で耳あかが外耳道《がいじ》に深く押し込まれたりすることで起こります。それに加え、たまった耳あかが入浴やプールのあとに水分を吸ってふやけてふくらみ、外耳道をふさいでしまうことも原因の一つです。入浴後に急に聞こえが悪くなったら耳垢塞栓を疑い、耳鼻咽喉《いんこう》科で診察を受けるようにしてください。

耳鳴りやめまい、立ちくらみなどを同時に自覚したときは要注意です。熱いお湯（42度C以上）での入浴や長時間の入浴では、ときにヒートショックと呼ばれる自律神経発作を生じます。急激な血管収縮が原因で内耳の循環障害を引き起こし、ひどいときは心筋梗塞《こうそく》や脳梗塞を起こし死にいたることもあります。こうした不調が生じる背景には、慢性的な体調不良、動脈硬化、糖尿病、ストレスによる自律神経障害などの病気を自覚せず放置していることがあります。耳鳴りやめまいや立ちくらみを感じたときは、早急に専門医を受診することをおすすめします。

（中川雅文）

Q 84 加齢性難聴と診断されましたが、なぜ年を取ると聞こえが悪くなるのですか？

年を取るとともに聞こえが悪くなることを「加齢性難聴」といいます。とはいえ、年を取るから耳が悪くなるわけではありません。「年を取ること＝長い年月にわたって騒音にさらされつづける」であり、「血管が老化する→内耳《ないじ》という器官も老化する」ということなのです。内耳が騒音で疲弊し、内耳の老化によって自己修復ができなくなることが理由で難聴が進むのです。

音を聞くための器官である聴覚器の中に、有毛細胞（鼓膜から伝わってきた音の振動をキャッチして、電気信号に変えて脳へ送る役割を持つ細胞）と呼ばれる感覚細胞があります。有毛細胞は音を感じ取るために日々、働いています。しかし、必要以上に長い時間大きな音にさらされると、有毛細胞そのもののダメージが蓄積します。健康な内耳ならそれなりに修復も可能でしょうが、動脈硬化（血管の老化）の進んだ内耳ではそうもいきません。そのため難聴が進んでいくのです。

有毛細胞は「オギャー」と声を上げたときから、衝撃音や騒音など日々さらされる

ダメージを受ける有毛細胞

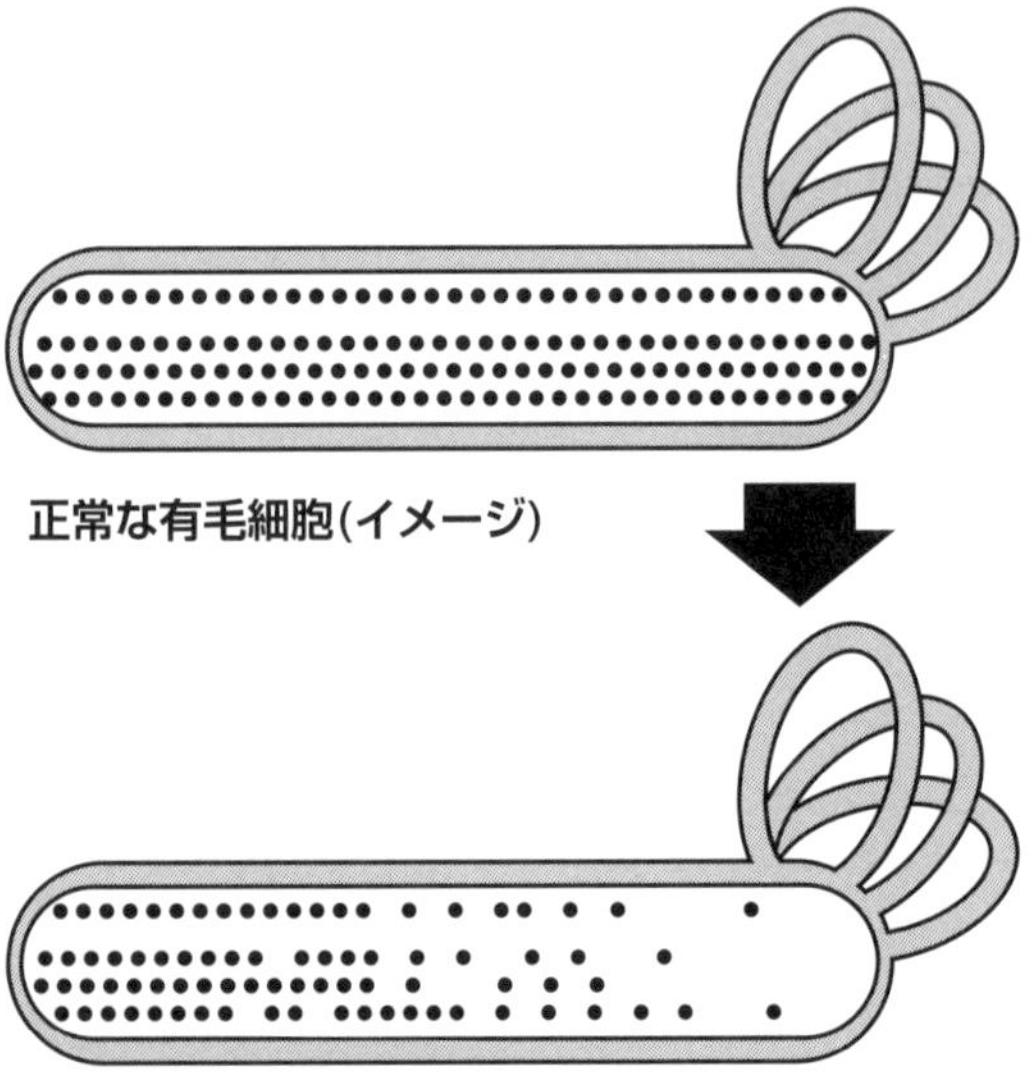

正常な有毛細胞(イメージ)

障害を受けた有毛細胞(イメージ)。有毛細胞が減ったり配列が乱れたりすると聴力が低下して難聴を招く。

有害な音によって傷ついています。若いときは再生能力が十分なため、大きな問題とはなりません。

しかし、加齢に伴い代謝が悪くなり、遺伝子の書き換えエラーなどが増えていくうちに、戻しようもないほどに有毛細胞が脱落欠損していきます。

つまり、加齢性難聴とは、「音を聞くのに必要な有毛細胞が、不適切かつ不必要な音を聞くことで疲弊し、聴力が低下することで生じる難聴」といえるのです。

（中川雅文）

Q85 加齢性難聴の悪化を防ぐ方法はありますか？

音と正しく向かい合うことが最善の難聴対策です。

そして静寂を楽しむゆとりも、有効な難聴対策となります。

日々の有毛細胞の疲弊を持ち越さないために、内耳《ないじ》に栄養を届け休息を与えること、内耳によい循環状態を保つことが、何より大切です。

①テレビやラジオの音量は小さめにする
②うるさい場所では耳栓で耳を守る
③音楽や観劇は適切な音量（コンサート用耳栓も有効）で楽しむ
④内耳循環を促進するためのふくらはぎ運動（Q67、Q144を参照）を行う
⑤内耳血管をしなやかにするための動脈硬化予防（適切な食生活と有酸素運動）
⑥1日8時間は静寂の中に身を置く（寝床は静かな環境にする）

このような、日々の生活の中で耳を守り、休ませるための気遣いとその実践が、難聴の進行を食い止めるのです。

（中川雅文）

Q86 年齢が若ければ難聴にはならないですか？

音と正しくつき合わない生活をしていると、どんな年齢の人でも、聞こえは確実に低下していきます。

純音聴力検査の単位「デシベル」とは、聞こえに問題のない若者を集めて、ギリギリ聞こえる小さい音の大きさを測り、その平均値を0として作られた単位です。しかし、ヘッドホンなどで大音量の音楽を楽しむ若者が増えた結果、15～24歳の年齢層でも、この平均値から外れてしまうような難聴者が、ここ10年で2倍に増えています。スマホの利用が高齢者に広がりを見せる中、高齢者でもイヤホンで音楽やラジオを楽しむ人が増えています。

1日1時間を超えるイヤホンやヘッドホンの使用が、難聴を生み出すと考えられています。音と正しくつきあわないと、すべての年齢層において難聴のリスクがあるといえます。いつまでも正常な耳の聞こえを保つためにも、自分は若いから大丈夫など と油断せず、耳のケアに努めることが大事といえるでしょう。

（中川雅文）

Q87 難聴が認知症を招くって本当ですか？

２０１７年、医学雑誌ランセットは、認知症を呼び寄せる９つの危険因子を明らかにしました（Livingston G,et al.Lancet.2017Jul 19.）。左記のいずれかに当てはまる場合、そうでない人に比べて認知症のリスクが高くなるそうです。

①11～12歳までに教育が終了している　②高血圧を放置　③肥満の人　④難聴なのに補聴器も活用せずそのままな人（特に中年）　⑤喫煙者　⑥抑ウツ　⑦運動習慣のない人　⑧人づきあいの少ない人　⑨血糖をコントロールできていない人

中でも最も大きな危険因子とされたのが、難聴を放置したまま中年期から老年期を迎えた人で、そうでない人のおよそ2倍も認知症になりやすいそうです。難聴になると、音や会話が聞き取りにくくなり、耳から入ってくる脳への刺激が激減します。そうした状態が長年続くと、当然のことながら、学習力や記憶力は低下します。それがひいては認知機能の低下につながるのでしょう。補聴器の利用と認知症の予防の関連については結論は出ていませんが、補聴器により難聴に介入した場合、認知症を食い止めることは、大いに期待できるだろうと私は考えます。

（中川雅文）

Q 88
難聴は老化以外でも発症すると聞きましたがそのほかの主な原因は？

　個人差はありますが、私たちの耳は、ロウソクが少しずつ減っていくように、音を聞くという行為を通じて、生まれたときから少しずつ聞こえの能力をすり減らしています。1週間に聞いてもよい、耳を傷めない音量と時間は、80デシベル／40時間とされています。それ以上の大きな音に長い時間さらされると、耳鳴りが始まり、それが慢性化するうちに難聴へと進んでいきます（127ページの表を参照）。

　音楽を楽しんだり、通勤や旅行での乗り物の騒音といった日常的な音のレベルであっても、それが積み重なることで難聴になっていくのです。もちろん耳にはある程度の自己修復能力があるため、若いうちは音の大きさや時間に無頓着でもその弊害を自覚するわけではありません。とはいえ、イヤホンやヘッドホンを多用する、コンサートによく出かけるといった習慣があって、ときどき耳鳴りが気になるという場合は、耳が傷みはじめている可能性大なので要注意です。

　騒音という日々の負担は、40歳を過ぎたころから思うように回復しなくなってきま

音の大きさ（目安）と1週間で聞いてもいい時間

音圧レベル dB（A）SPL	成人（mode1）（1.6Pa^2h/週未満）	小児（mode2）（0.51Pa^2h/週未満）	音量の目安
110	2分	40秒	ロックコンサート前5列目
107	4.5分	1.5分	
104	9.5分	3分	
101	18.75分	6分	地下鉄の構内
98	37.5分	12分	
95	75分	24分	電車内でイヤホンを使い、音量もれするくらいの音量で音楽を聴いているとき
92	2.5時間	46分	
89	5時間	1時間36分	パチンコ店内
86	10時間	3時間15分	走行中の電車内
83	20時間	6時間24分	音量60%のレベルでイヤホンで音楽を聴いているとき
80	40時間	12時間30分	
77	-	25時間	
75	-	40時間	
72	320時間	-	高速走行中の自動車内
69	-	160時間	耳元での大声

WHO(世界保健機関)とＩＴＵ（国際電気通信連合）が連名で示したガイドラインによる（網掛け部分は中川先生が追記)。「Pa^2ｈ」はWHOとＩＴＵによって2018年から採用された新しい騒音曝露の単位。

す。加齢もありますが、不摂生、喫煙や糖尿病や運動不足などで耳の血管に動脈硬化（血管の老化）が生じてくるからです。65歳を過ぎると4人に1人、75歳を過ぎるとほぼ半数で補聴器が必要なレベルにまで難聴が進んでしまうのは、そうした理由からです。

ですが、食事と運動に気をつければ、徐々に血管は何歳からでも若返っていきます。「筋肉は裏切らない」（「NHK筋肉体操」谷本道哉《たにもとみちや》近畿大学准教授）ように、血管も決して裏切ることはありません。（中川雅文）

Q89 急に片側の耳だけが聞こえにくくなりましたが原因は？

突然、片方の耳だけが聞こえにくくなった場合、「突発性難聴」を疑います。

突発性難聴とは、片耳がある日突然、全く聞こえなくなったり、聞こえが極端に悪くなったりする病気です。激しいめまいや耳鳴り、吐きけを伴うこともあります。患者数は年々増加傾向にあり、厚生労働省の研究班が行った調査では、２００１年には人口10万人当たり27・５人だった患者数が、２０１２年の調査では60・９人と２倍以上に増えています。

突発性難聴は、早期（発症後1週間以内）に治療を始めれば、聴力の改善が期待できます。症状に気づいたら、48時間以内に耳鼻咽喉《いんこう》科を受診するのがベストです。

突発性難聴のほか、メニエール病（Ｑ27を参照）や聴神経腫瘍《しゅよう》（Ｑ１０１を参照）にかかった場合も、片耳だけが聞こえなくなります。

もちろんプールやお風呂のあとに耳あかがつまって急に聞こえなくなることもあります。まずはすぐに耳鼻咽喉《いんこう》科の医師に相談しましょう。

（中川雅文）

Q 90 「突発性難聴」はなぜ起こるのですか?

「突然に発症した原因不明の高度感音難聴」が、突発性難聴です。突発性難聴と診断されたときは、原因のはっきりしない難聴になってしまったという意味です。

原因は特定できてはいませんが、内耳《ないじ》レベルで生じた血栓（血の塊）や出血、あるいはウイルス感染などで生じた内耳循環障害や神経障害によって一気に有毛細胞が障害され、高度な難聴が生じるのではないかと考えられています。

糖尿病がある人は、この内耳レベルで生じる循環障害がより重症化してしまいます。糖尿病がコントロールされていないと血糖が高い状態が続きます。

血液の中の過剰な糖は、とても小さな金平糖のような塊となって血管壁を傷つけてしまいます。その結果、全身の血管が慢性的な血管炎のような状態になってしまいます。

そこに血栓や出血、ウイルス感染が重なることで、よりいっそうひどい循環障害になり、突発性難聴が重症化してしまうのです。

（中川雅文）

Q91 突発性難聴になりやすいのはどんな人ですか？

突発性難聴はどの年代の人にでも起こる病気です。とはいえ、特に多いのが40〜60代の働きざかりの人たちです。それは、ストレスが関係しているからと考えられます。突発性難聴の発症や重症化の原因として糖尿病がかかわっていることはQ90で説明したとおりですが、実は、同じようにストレスも突発性難聴の発症や重症化に大きくかかわっています。睡眠不足や慢性疲労、生活の乱れや暴飲暴食といった精神的身体的ストレスがたまると体の中で化学的なストレス変化が生じます。すると、フリーラジカルと呼ばれる血管炎を引き起こす化学物質が血管の中で増えていきます。

血管炎があると突発性難聴が重症化しやすいことはQ90で述べたとおりですが、睡眠不足や慢性疲労といったストレスは、同時に、自律神経の働きにも悪い影響を及ぼします。ストレスが高まると自律神経のうちの交感神経が優位になり、血管が収縮して内耳《ないじ》の血流も悪化します。すると循環障害と血管炎の相乗作用で、突発性難聴になるのではないかと考えられています。十分な睡眠と、疲労やストレスをためない規則正しい生活を、すべての世代の人たちに日々心掛けて欲しいと思います。（中川雅文）

Q 92 両耳が同時に難聴になりましたが突発性難聴ですか？

突発性難聴は、ほとんどの場合、片側の耳だけに起こります。平成26～28年度「難治性聴覚障害に関する調査研究班」の調査結果では、両側同時に起こった突発性難聴の症例はわずか1％でした。両耳が同時に難聴になった場合、突発性難聴である可能性は少ないでしょう。ほかの原因による難聴を疑うことのほうが先だと思います。

突発性難聴の原因としては、自己免疫疾患《しっかん》、感染症、薬剤の副作用、外傷、炎症などがありますが、薬剤性のものが多いように思います（Q82を参照）。

ただし、薬剤の副作用の出やすさには個人差があり、遺伝的素因がその背景にあるといわれてます。家族や親戚《しんせき》に薬剤の副作用で難聴になった人がいる場合、初めて使う薬のときはそうした家族歴を主治医に伝えることが大切です。

また、まれな病気ですが、両耳に発症する難聴として、「特発性難聴（特発性両側性感音難聴）」と呼ばれる原因不明の難治性の感音難聴があります。

（中川雅文）

Q93 突然の難聴に加えめまいも起こりました。突発性難聴ですか？

突発性難聴は、難聴に加え、グルグル回るようなめまいを伴うことがあります。この症状はメニエール病（Q27を参照）の初期症状と似ているため、鑑別が必要になります。

突然の難聴やめまいがあり突発性難聴が疑われる場合、医師による問診では、過去の難聴やめまいの反復の有無についての確認が行われます。**突発性難聴は再発がなく、めまいの発作も通常1回だけというのが特徴です。**そのため、聴力の改善や悪化をくり返していたり、めまいが何回も起こったりしている場合は、メニエール病を疑います。ただし、めまいがないからメニエール病ではない、というわけではなく、メニエール病にはめまいを伴わないタイプ（蝸牛型《かぎゅう》メニエール病と呼ばれる）もあります。

また、聴神経腫瘍《しゅよう》（Q101を参照）でも、ある日突然難聴やめまいが生じることがあり、突発性難聴との鑑別が必要になります。聴神経腫瘍は、MRI（磁気共鳴断層撮影）検査で診断できます。

（中川雅文）

Q 94 若い女性に増えている「急性低音障害型感音難聴」とは？

「急性低音障害型感音難聴（ALHL）」は、ある日突然、低い音が聞こえにくくなる、耳がつまった感じがする、音が耳にビンビン響く、音が割れて聞こえる、ゴーという低い耳鳴りやめまいがするといった症状が発生する病気です。突発性で片側の耳に発生するため突発性難聴と間違われやすいのですが、突発性難聴と比較して若い女性に発症者が多いことが特徴です。女性の罹患率は男性の約2～3倍と考えられていて、過労やストレス、睡眠不足、肩こり、頭痛などの不調を慢性的に抱えている20～30代の女性に増えています。

突発性難聴と違って治療に反応しやすく、聴力はもとに戻りやすいという特徴があります。とはいえ、再発も多く、疲れやストレスなどがあると症状がくり返し起こります。くり返すときは、メニエール病との鑑別検査をしたほうがいいでしょう。急性低音障害型感音難聴で起こるめまいは、メニエール病のような回転性のめまいではなく、ふわふわするような軽いめまいが大半です。

（中川雅文）

Q95 「外リンパ瘻」とはどんな病気ですか？

「外リンパ瘻《ろう》」とは、中耳《ちゅうじ》と内耳を隔てる「前庭窓《ぜんていそう》（卵円窓《らんえん》）」と「蝸牛窓《かぎゅう》（正円窓《せいえん》）」のどちらか、あるいは両方が破れ、内耳にあるリンパ液が中耳にもれ出してしまう病気です。この2つの窓はふだんは閉じていますが、クシャミをする、鼻をかむ、トイレでいきむ、海にもぐるといった場面で圧力が急激に上昇したときに破れやすくなります。また、何もしていないときでも、突然破れてしまうこともあります。破れたときに「パチッ」という音が聞こえることがあります。

症状には個人差があり、難聴のほか、流水様耳鳴《じめい》（耳の中に水が流れるような音が聞こえる耳鳴り）、耳閉塞感《へいそく》、めまい、吐きけ、嘔吐《おうと》など、さまざまな症状が現れます。

外リンパ瘻の原因「内耳のリンパ液の中耳への流出」は確認が難しく、突発性難聴との判別は困難です。両耳同時に発症しているときや、圧外傷（外因性＝爆風、ダイビング、飛行機搭乗など。内因性＝鼻かみ、クシャミ、重量物運搬、力みなど）の誘因があるときは、外リンパ瘻を疑います。

（中川雅文）

Q96 「ムンプス難聴」とはどんな病気ですか？

「ムンプス難聴」は、おたふくカゼの原因ウイルスであるムンプスウイルスによって引き起こされる難聴で、おたふくカゼの合併症として発症することがあります。おたふくカゼにかかるのは、主にウイルスに対する免疫を持っていない10歳未満の子供ですが、終生免疫を獲得していない場合は成人でも発症します。

おたふくカゼを発症すると発熱し、耳の下にある耳下腺《じかせん》という唾液腺《だえきせん》が腫《は》れ上がり、痛みを伴います。ほとんどの場合、10日程度で後遺症もなく自然に治癒《ちゆ》するため、軽い病気と考えられがちですが、重篤な合併症を引き起こすこともあり、ムンプス難聴はその一つです。おたふくカゼにかかった数百人に1人が発症すると考えられており、日本では年間数百人の子供が、おたふくカゼが原因で聴力を失っていると推定されています。

ムンプス難聴を発症すると、多くの場合、片側の耳に高度～重度の急性感音難聴が発生します。まれに両側が同時に難聴になる場合もあります。

（中川雅文）

Q97 「音響性聴器障害」とはどういう病気ですか？

「音響性聴器障害」とは、一定レベルを超える大きな音によって引き起こされる聴覚障害の総称です。音響性聴器障害には、おおよそ120デシベル《デシベル》以上の強大音によって急に発生する「急性音響外傷」と、85デシベル《デシベル》以上の騒音を長時間聞きつづけて起こる「騒音性難聴」があります。

急性音響外傷は、爆竹の音、銃弾が発射されたさいの爆発音など、予期していなかった強大な音を聞くことで、耳鳴りと難聴が急に発生して起こります。ロックのコンサート会場で発症した場合は「ロック難聴」と呼ばれ、スピーカーのわきの席などにいて、不意に120デシベル《デシベル》以上の強大音が耳を直撃して起こります。騒音性難聴は、騒音が大きい職場で長い時間働く人や、通勤や通学などの電車や車、バイクなどの騒音に長期間さらされている人などに生じます、また、ヘッドホンやイヤホンで音楽を聴きつづける人が発症する例も少なくありません。

いずれの難聴も、難聴や耳鳴り、耳閉塞感《へいそく》といった症状が現れます。

（中川雅文）

第6章

難聴の診察・検査についての疑問 4

Q98 難聴の原因はどんな検査で調べますか?

難聴は、外耳《がいじ》、中耳、内耳、聴神経、聴覚中枢(大脳の側頭葉にある、聴覚をつかさどる神経中枢)のいずれの障害でも起こります。このうち、外耳や中耳に原因がある「伝音難聴」と、内耳、聴覚神経、聴覚中枢に原因がある「感音難聴」では、治療方針が大きく異なります。そのため、難聴の原因となる疾患《しっかん》を見つけるためには、①問診、②**聴覚検査**、③**画像検査**を組み合わせ、総合的に判断することが必要になります。

問診では、「難聴の発生時期」「経過(急性か慢性か)」「きっかけとなった事象の有無」「片側か両側か」「合併している症状(耳痛、耳漏、めまいなど)」「既往歴」といった点について確認します。

難聴の原因を調べるために、聴覚検査も重要です。聴覚検査のうち最も重要な検査の一つである純音聴力検査は、難聴の程度と、伝音難聴か感音難聴かの判別に不可欠な検査です。また、高音部の障害なら薬剤性の聴覚障害、低音部の障害ならメニエール病や急性低音障害型感音難聴が疑われるなど、診断のうえで重要な情報がわかります。

難聴の原因を調べる検査

検査	項目
問診	発症時期、経過、契機となる事象の有無、罹患側（片側か両側か）、随伴症状（耳鳴り、耳だれ、めまいなど）、既往歴など
聴覚検査	耳鏡検査、標準純音聴力検査、自記オージオメトリー、語音聴力検査、ティンパノメトリー、耳音響放射検査など
画像検査	ＣＴ（コンピュータ断層撮影）、ＭＲＩ（磁気共鳴断層撮影）
その他	必要に応じ、外リンパ瘻やムンプス難聴の確定診断のための検査や耳鳴り・めまいの検査を行う

内耳の病変部位を特定するために、ＣＴ（コンピュータ断層撮影）やＭＲＩ（磁気共鳴断層撮影）などの画像検査を行うこともあります（Ｑ１０１を参照）。

ほかにも、原因と見られる疾患を特定するための検査が必要になる場合があります。例えば、外リンパが漏出している場合は外リンパ瘻《ろう》（Ｑ95を参照）の診断を行うための検査（外リンパ瘻ＣＴＰ検査）、ムンプス難聴（Ｑ96を参照）が疑われる場合はムンプス難聴を確定診断するための検査（ムンプスウイルス血清学的検査）が行われます。また、突発性難聴や外リンパ瘻の場合は耳鳴りやめまいを伴うことも多いことから、耳鳴りやめまいの検査が必要になることも多くあります。

（中川雅文）

Q 99 難聴の重症度はどんな検査で調べますか？

難聴の重症度は、聴力検査をすることで明らかにできます。一般的には**「標準純音聴力検査」**と呼ばれる検査で評価します。この検査では、検査を受ける人に周囲の雑音が入ってこない防音室に入ってもらい、ヘッドホンを装着していくつかの純音（ピーッという音）を聞き、聞こえたらスイッチで合図してもらうことをくり返しながら、聞き取れる一番小さな音のボリュームを求めます。純音は、１２５ヘルツから８０００ヘルツの範囲の音で、７オクターブ分のＣ（ド）の音を聞かせています。

標準純音聴力検査に併せて**「語音聴力検査」**も行います。こちらは、アイウエオの五十音の聞き取りを調べる検査です。難聴が進んでくると、「はくしゅ」と「あくしゅ」の聞き間違いとか、「さとう」と「かとう」の聞き間違いといった、言葉の聞き取り間違いが少しずつ増えていきます。聞き取りの正解率を調べることで、脳で正しく五十音を把握できているかを検査します。五十音だけでなく数字の聞き取りも検査します。正答率が50％以下の場合、買い物などの困りごとだけでなく家族間でもコミュニケーションの厳しい状態になっていることがほとんどです。

（中川雅文）

Q 100 突発性難聴の診察ではどんな検査を行いますか？

突発性難聴が、原因不明の難聴であることはQ90で説明したとおりです。突発性難聴の診療で重要なのは、突発性難聴に似た別の病気を見落としていないかどうか、それを確認することです。

例えば、メニエール病（Q27を参照）、急性低音障害型感音難聴（Q94を参照）、聴神経腫瘍《しゅよう》（脳腫瘍の一つ、Q101を参照）、脳梗塞《こうそく》など、突発性難聴とは異なる治療を行う必要のある病気を見逃していないか、検査を行ってきちんと調べておく必要があります。

そのため、突発性難聴として治療が開始されると同時に、脳のMRI（磁気共鳴断層撮影）検査や、眼振や重心動揺を見るめまいの検査、聴性誘発電位反応と呼ばれる脳波検査などを併せて行っていきます。

突発性難聴には症状が似ている病気が複数あるため、先入観を持つことなく、冷静かつていねいに検査し、診察することが求められます。

（中川雅文）

Q 101

聴神経腫瘍の診察ではどんな検査を行いますか？

聴神経腫瘍《しゅよう》とは、耳の奥の小脳橋角部という部分にできる良性の脳腫瘍の一種です。

初期症状として最も多いのが聴力の低下で、腫瘍が聴神経を圧迫するため、腫瘍のある側の聞こえが悪くなります。突発性難聴やメニエール病の初期症状に似ていますが、進行すると耳鳴りやめまいや顔面神経マヒも起こします。多くは突発性難聴やメニエール病の精密検査で行ったＭＲＩ（磁気共鳴断層撮影）検査で見つかることが多いようです。最近は、脳ドックなどで無症状のごく早期の聴神経腫瘍が偶然見つかることも増えています。治療法は、手術で腫瘍を取り除く方法（数日間の入院を要する手術治療）や、ガンマナイフ（ピンポイントに放射線を照射し、ナイフで切ったかのように腫瘍を小さくする治療法）もあります（日帰り外来手術）。

過去に突発性難聴と診断され治療した人が、実は、聴神経腫瘍だったという事例は少なくありません。突発性難聴と診断されたときは、念のためのＭＲＩ検査を必ず受けることをおすすめします。

（中川雅文）

第7章

難聴の治療についての疑問22

Q102 難聴の治療にはどんな薬が用いられますか?

難聴に対する薬物治療は、主に突発性難聴（Q90を参照）、急性低音障害型感音難聴（Q94を参照）などの急性感音難聴に対して行われます。

急性感音難聴に対する薬物治療で最も多く使われるのは、炎症を抑える効果のある**ステロイド薬**です。

特に、急性感音難聴の中でも患者数の多い突発性難聴では、ステロイド薬が実質的な標準治療となっています。軽度の難聴の場合は飲み薬が使われ、通院での治療が行われますが、重症の場合は入院、または通院で、点滴による投与が行われます。

また、ステロイド薬は、鼓室（鼓膜の内側にある空間）に投与すると正円窓《せいえんそう》（内耳《ないじ》と中耳の間にある小さい穴）を経由して内耳に薬剤が移行するため、「ステロイド鼓室内投与」（Q109を参照）として用いられることもあります。

ステロイド薬のほかには、**血管拡張薬**（プロスタグランジンE_1製剤）、**代謝促進薬**（ATP製剤）が使われます。これらの薬剤は、内耳の血流を改善することを目的として用いられ、実際に聴力の改善を得たという報告も多くあります。

有毛細胞（音を感じるためのセンサーとして働く細胞）を守るために、ビタミンB_{12}製剤（メコバラミン）などが使われることもあります。

また、突発性難聴の薬物治療で、抗ウイルス薬が使用されることもあります。これは、突発性難聴の原因の一つとしてウイルス感染が指摘されていることが関係していますが、現時点で原因となるウイルスは特定されていません。そのため、日本聴覚医学会が作成した治療のガイドライン『急性感音難聴診療の手引き２０１８年版』では、抗ウイルス薬は使用すべきでないとされています。

突発性難聴では、こうした薬物治療を早期に行った場合、３〜４割の患者さんが完治するといわれています。ただし、治療開始が遅れるほど完治は難しくなり、聴力が完全には戻らなくなります。

ちなみに、加齢性難聴や騒音性難聴などの慢性感音難聴に対して有効な薬物は残念ながらありません。

このような慢性感音難聴の場合は、補聴器相談医のいる耳鼻咽喉《いんこう》科を受診し、医師の指導のもと、連携している認定補聴器技能者がいる認定補聴器専門店で、自分に合った補聴器を選ぶことが大切です。


（小川　郁）

Q103 ステロイド薬は効きますか？ 副作用の心配は？

炎症を鎮める効果の高い「ステロイド薬」は、突発性難聴に対する治療薬として広く使用されています。平成26～28年度「難治性聴覚障害に関する調査研究班」が行った調査によれば、90％以上の症例でステロイド薬が使われていました。この結果から、ステロイド薬を使用したグループと使用しなかったグループを比較すると、有意差はないもののステロイド薬を使用したほうが聴力が改善する傾向にあったことがわかっています。突発性難聴の治療におけるステロイド薬治療の明確なエビデンス（科学的根拠）は現時点では確立していませんが、初期治療として有効と考えられます。

ただし、ステロイド薬は有害な副作用が多いのも事実です。主な副作用に、血圧や血糖値の上昇、消化性潰瘍《かいよう》（ステロイド潰瘍）、消化管穿孔《せんこう》、膵炎《すいえん》、血栓症（心筋梗《こう》塞《そく》・脳梗塞など）、骨粗《そ》鬆《しょう》症、大腿骨頭壊死《だいたいこっとうえし》、ウツなどの精神症状といったものがあります。とはいえ、突発性難聴の治療でのステロイド薬使用は通常は1～2週間程度という非常に短期間での使用となるので、安全性の面では、おおむね問題はないとされています。

（小川　郁）

Q104 加齢性難聴は治療で治りますか？

加齢性難聴は加齢によって音の振動を脳に伝える有毛細胞が傷んだり減ったりすることで、音が聞こえにくくなる病気です。有毛細胞が傷んだり減ったりするのは老化現象の一つで、これ自体をさけることは不可能ですし、根本的な治療法もありません。しかし、加齢性難聴と診断された場合でも、補聴器を使用することで聴力を補い、日常生活や会話に支障が出ないようにすることが可能です。

補聴器は、医師に薬を処方してもらうように、処方箋《せん》がなければ購入できないというわけではありません。しかし、医師の診察を受けずに購入すると、補聴器が自分に合わなかったり、最悪の場合は難聴が悪化したりする可能性があります。そこで、加齢性難聴と診断されたら、補聴器相談医のいる耳鼻咽喉《いんこう》科を受診し、医師の指導のもと、認定補聴器技能者がいる認定補聴器専門店で自分に合った補聴器を選ぶことが大切です。

補聴器は加齢性難聴の患者さんの生活の質を大きく向上させますが、難聴が高度の場合は、装着効果が十分に得られないこともあります。そうした場合、「人工内耳《ないじ》」

が検討されることがあります。

人工内耳は、損傷を受けた内耳に代わる役割を果たす医療機器です。補聴器が音を増幅する働きをするのに対し、人工内耳は内耳（蝸牛《かぎゅう》）の損傷を受けた部分に代わって、脳に音の信号を送る働きをします。人工内耳の適応は、「70デシベル《デシベル》以上の高度難聴で、補聴器装用の効果が乏しい人（成人の場合）」です。全身麻酔の手術が可能であれば、年齢の制限はありません。

人工内耳を装着した人からは、「補聴器を着けているときより聞こえやすくなった」「以前は聞こえなかった音が聞こえるようになった」「回りに騒音があってもよく聞き取れるようになった」といった声が聞かれます。人工内耳の埋め込み手術は平成6年から健康保険が適用になりましたが、現在では両側の高度難聴に適応が限定され、片側難聴の場合は健康保険が適用になりません。手術代に加え、電池代などの維持費も必要になります。

このように、加齢性難聴そのものは治療で治るわけではありませんが、失われた聴力を補うことは十分可能です。老化現象だからしかたがないとあきらめずに、ぜひ耳鼻咽喉科医の診察を受けるようにしてください。

（小川　郁）

Q 105 突発性難聴は治りにくいと聞きましたがいい治療法は？

突発性難聴は、早期に治療を受けなければ聴力の回復は期待できません。難聴や耳鳴りの症状が現れたときから、遅くとも1週間以内に耳鼻咽喉《いんこう》科を受診する必要があります。突発性難聴の治療法はステロイド薬による薬物療法が中心になりますが、そんな中、治療の選択肢の一つとなり得る治療法がいくつか登場しているので、主なものを以下に紹介します。

①高気圧酸素療法（Ｑ１０７を参照）

高気圧酸素療法とは、地上の気圧（1気圧）より高い気圧環境の中で、高濃度の酸素を吸い込む治療法です。高気圧酸素療法を行えば、血流が滞った内耳《ないじ》に大量の酸素が供給されて、振動を脳に伝える有毛細胞の働きが回復する可能性があるといわれています。

②集中音響療法（Ｑ１０８を参照）

聞こえが悪くなった耳を積極的に活用してもらうリハビリテーション療法で、正常な側の耳に耳栓をして過ごし、難聴の側の耳だけで音楽を6時間ほど聴きます。このリハビリ法とステロイド治療を併用することで聴力が回復したという報告がありますが、現時点では一般的治療法として認められてはいません。

③ステロイド鼓室内投与（Q109を参照）

ステロイド薬を内服するのではなく、鼓膜から中耳の鼓室という空間に直接注入して内耳の炎症を鎮める治療法です。薬液をピンポイントで内耳に届けられることに加え、糖尿病を合併している人や妊娠中の人など、ステロイドの副作用が危惧される例でも行うことができる利点があります。

④星状神経節ブロック（Q110を参照）

神経ブロックとは、麻酔を用いた治療法の一種です。頸部《けいぶ》にある星状神経節に局所麻酔薬を注射することで、内耳への血管の拡張や血流の増加を目的とする治療法です。治療効果に関するエビデンス（科学的根拠）は確立しておらず、合併症の可能性も指摘されています。

いずれの治療も、突発性難聴に対する効果を得るためには、発症後なるべく早期に行う必要があります。これらの治療を希望する人は、まずはかかりつけの耳鼻咽喉科医に相談するようにしてください。

（小川　郁）

Q106 突発性難聴の治療で入院の必要はありますか？

突発性難聴の治療は、まず薬物療法が選択されます。そのため、基本的に在宅で治療をすることができます。しかし、症状が重度の場合や糖尿病などの合併症がある場合、めまいを伴う場合などには、入院しての治療が選択されることがあります。

平成26～28年度「難治性聴覚障害に関する調査研究班」の行った調査結果では、入院治療と通院（在宅）治療での治療成績に、有意な差は認められませんでした。それ以前の過去の研究においても、ほぼ同様の結果が示されています。この背景には、入院治療と通院治療とを比較する臨床試験ができないという問題があります。

突発性難聴の治療は主にステロイド薬が使われ、これは入院治療でも変わりません。このことからも、入院治療と通院治療のどちらが有効であるか、ということは明確ではないと考えられます。

しかし、突発性難聴の発症早期の治療では心身の安静が望まれるため、就労などで安静が保たれない場合は入院治療がすすめられます。音のうるさい環境で就労または居住する人などは、入院治療も選択肢として考えていいでしょう。

（小川　郁）

Q107 「高気圧酸素療法」で突発性難聴は治りますか？

高気圧酸素療法とは、地上の気圧（1気圧）より高い気圧環境の中で、高濃度の酸素を吸い込む治療法です。もともと、急性一酸化炭素中毒や潜水病、急性心筋梗塞《こうそく》などの治療に使われていますが、突発性難聴の治療にも一定の効果があることから健康保険での治療が認められています。

治療では、患者さんに静電気の発生しにくい綿の服に着替えてもらい、円筒型の透明なタンクの中に寝て、酸素マスクを着用します。そして、タンク内の圧力を徐々に上げていき、3気圧の状態で90分ほど濃度100％の酸素を吸入します。すると、ふつうに空気を吸うより8～10倍も多い酸素が血液中に取り込まれます。酸素不足に陥った有毛細胞に効率的に酸素が送り込まれることで、有毛細胞の働きも回復します。

高気圧酸素療法は、突発性難聴を発症して2週間以内に行えば聴力の改善効果が期待できるとされていますが、発症から2週間以上過ぎた場合、期待するような効果は得られないことが多いようです。また、耳鳴りの改善には有用ではないといわれています。

（中川雅文）

Q108 「集中音響療法」とはどういう治療法ですか？

突発性難聴が治りにくい一因に、無意識に正常な側の耳だけを使うようになり、難聴の側の耳とそれに対応している脳の聴覚領域が適切に刺激されていないことが考えられます。この点に着目した私たちの研究チーム（当時、生理学研究所）が開発したのが「集中音響療法」というリハビリ法です。

集中音響療法は、正常な側の耳に耳栓をして過ごし、難聴の側の耳だけで音楽を6時間ほど聴くリハビリ法です。この方法とステロイド治療を併用すると、聴力のさらなる回復効果が期待できるのです。実際に、私たちが中等度難聴（通常の会話でしばしば不自由を感じる程度の難聴）の患者さん22人に対し、ステロイド治療に加えて集中音響療法を約10日間行った結果、聴力の改善率は完全回復が86％（ステロイド単独では約60％）、部分回復が15～20％（同約20％）、変化なしが0％（同約20％）でした。中等度難聴に限りますが、全員の聴力が改善したのです。

集中音響療法は、正常な耳に耳栓をし、難聴の耳で音楽を聴けばいいので、自宅でも手軽にセルフケアとして行えます。屋内にいるときは、いつも正常な耳に耳栓を着

集中音響療法の効果

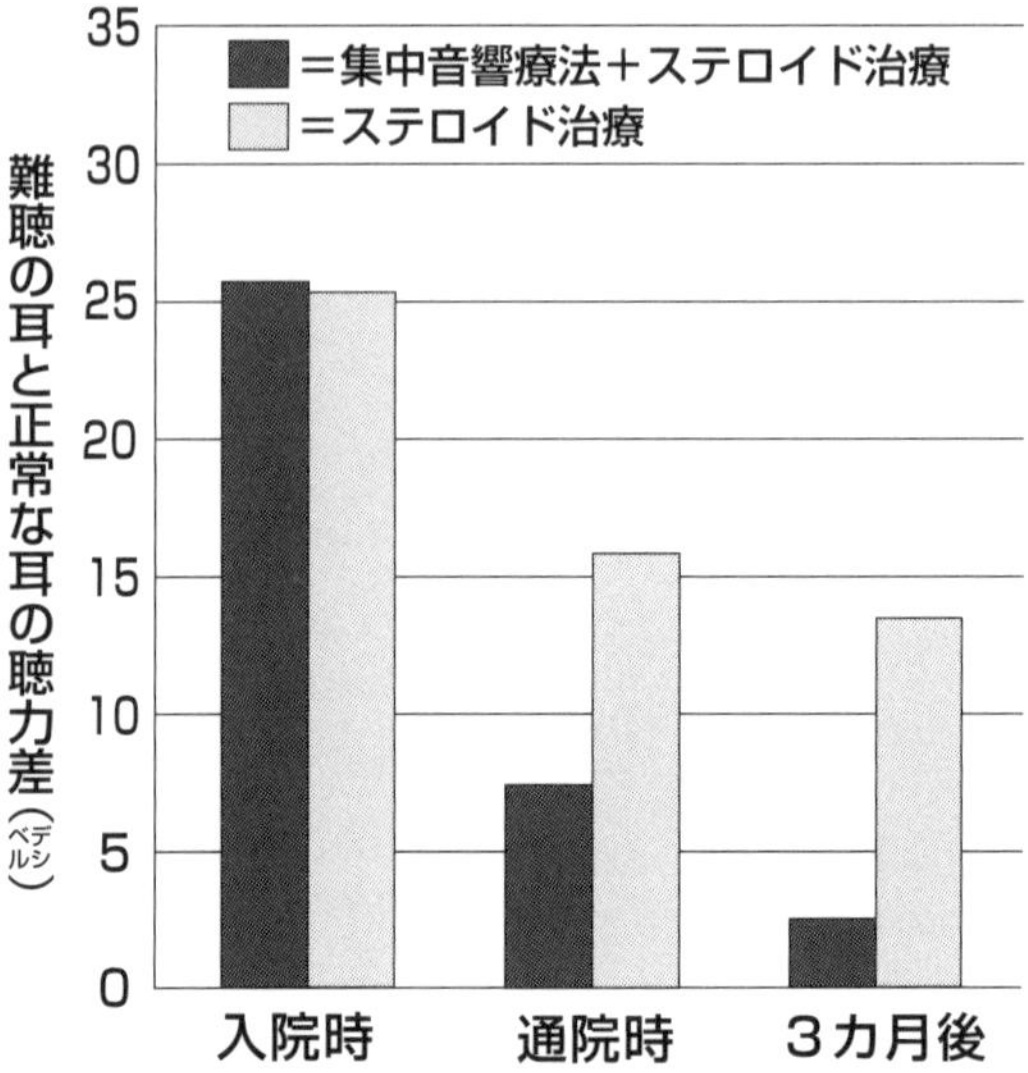

けて過ごし、ヘッドホンから難聴の耳だけで音楽を聴きます。音楽は、高音域から低音域まで含む曲なら、どんなジャンルでもかまいません。また、難聴の耳だけでテレビの音声を聴いてもいいでしょう。時間は1日1～2時間でかまいませんが、大音量はさけてください。こうしたセルフケアでも、聴力の改善を促す効果が期待できます。

　集中音響療法などのセルフケアは、突発性難聴の発症後、できるだけ早い時期から取り組むことが重要です。同時に、耳鼻咽喉《いんこう》科での検査や治療などを必ず継続してください。

（岡本秀彦）

Q109 「ステロイド鼓室内投与」とはどういう治療法ですか？

「ステロイド鼓室内投与（注入）」とは、鼓膜から中耳《ちゅうじ》の鼓室という空間にステロイド薬を直接注入し、隣接する内耳の症状を改善する治療法です。

突発性難聴に対しては、通常、ステロイド薬を用いて、内耳の腫《は》れや炎症を鎮める治療が行われます。多くの場合、ステロイド薬は内服や点滴で使われますが、この方法だと薬剤の成分が全身に拡散し、肝心の内耳に到達する量は少なくなってしまいます。また、糖尿病や高血圧、腎臓《じんぞう》病などの重い持病のある人は、ステロイド薬の内服が困難な場合もあります。

その点、ステロイド鼓室内投与なら、標的となる内耳に直接、確実に薬剤が届きます。また、薬剤の「内服」ではなく「外用」となるため、薬剤の作用は患部以外の全身にはほとんど影響しません。そのため、内服に比べて強い作用の薬剤が使えるばかりか、糖尿病や透析中といった人でも支障なく使うことができるのです。

薬液の注入には、極細の長針をつなぎ合わせた注射器を使用します。鼓膜に針を貫通させ、鼓室に薬液を5～10秒かけて注入します。注射のさいには多少の痛みを伴いますが、皮下注射と同じくらいの痛みなので我慢できる範囲でしょう。1週間に1回の注射を計4回行って経過を観察しますが、この使用間隔ならステロイドによる副作用の心配はほとんどないと考えられます。

ステロイド鼓室内投与

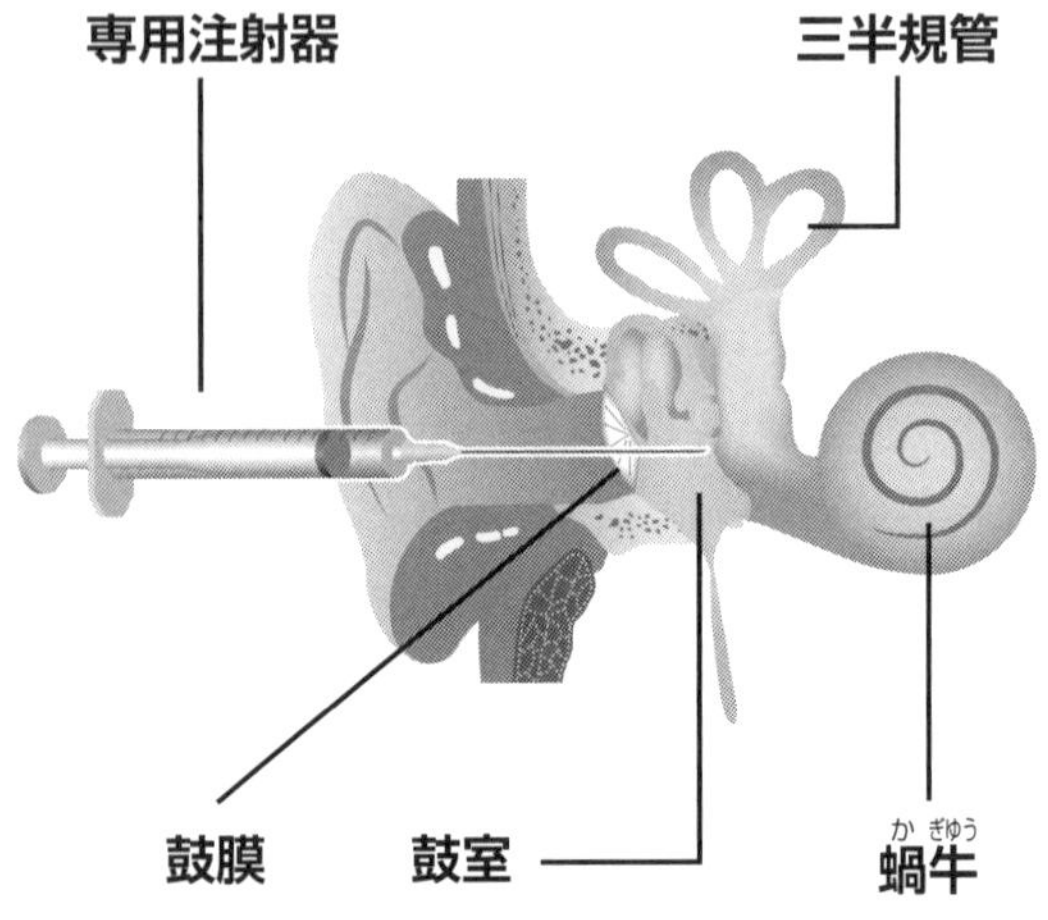

突発性難聴の場合、通常は1週間以内に治療しないと治らないといわれますが、発症後2～3週間後の治療でも改善する例が見られます。

ステロイド鼓室内投与は、耳鳴りの改善にも有効です。私の医院では、耳鳴りを訴える人のうち6割以上に改善効果を確認しています。ステロイド鼓室内投与は技術的に難しい治療法ではありませんが健康保険の適用はなく（中耳炎の治療としては適用される）、治療費は全額自己負担になる場合があります。（坂田英明）

Q110 「星状神経節ブロック」とはなんですか?

「星状《せいじょう》神経節ブロック」とは、神経ブロック治療の一つです。

一般に神経ブロックとは、麻酔科やペインクリニックで行われている疼痛《とうつう》や症状の緩和を目的に行われる治療法です。皮膚表面から針を刺し、目的の部位の神経をマヒさせることで問題の症状を改善する、疼痛管理や緩和ケアになくてはならない治療です。

星状神経節ブロックは、頸部《けいぶ》にある星状神経節という神経根に対してブロック注射をする治療法です。突発性難聴に対する星状神経節ブロックの治療は海外では1949年に、わが国でも1955年には始まっていたようです。

私たちののどには、左右一対の交感神経（意志とは無関係に血管や内臓の働きを支配する自律神経のうち、活動時に働く神経）の塊があり、星のような形をしているため星状神経節と呼ばれています。その星状神経節がブロックされると、頭部、顔面、頸部《けいぶ》、前胸部、上肢《じょうし》などの血流が増加して、内耳《ないじ》の血流も併せて改善されます。これにより内耳機能の回復が促され、突発性難聴の改善が期待できるのです。星状神経節ブロッ

星状神経節ブロック

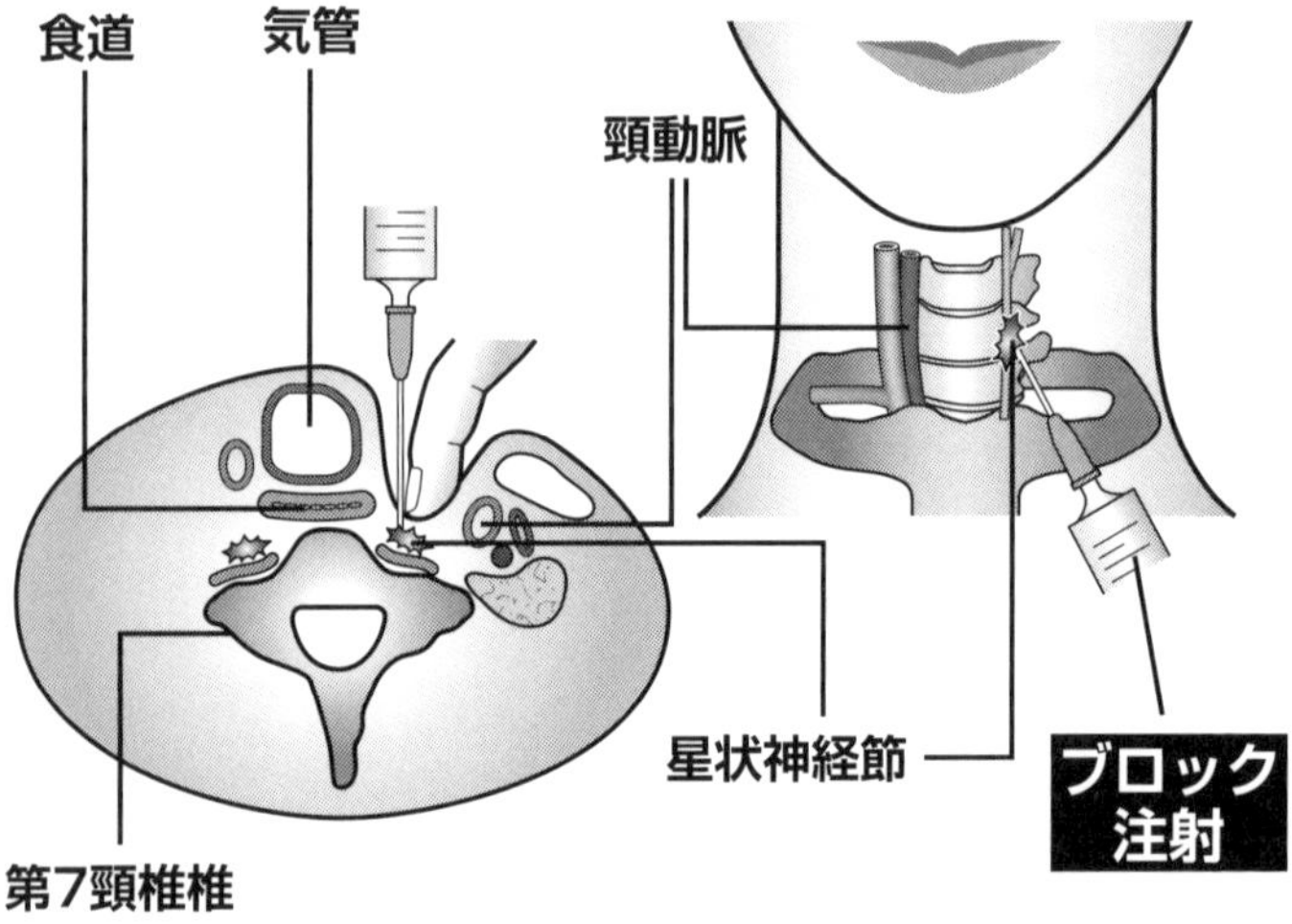

クは患側（聞こえなくなった耳側の首）に注射をしますが、ブロックにより血流が改善されると顔半分がほんのりとピンク色になるのが見てわかるほどに血流がよくなります。

星状神経節ブロックを受ける回数は人によってさまざまです。

1回のブロック注射で効果の見られる人もいれば、数回行って効果が表れる人、全く効果がないという人もいます。

星状神経節ブロックは、医学的にはエビデンス（科学的根拠）が弱く、重篤な副作用の報告もあるので、私は臨床の現場で患者さんにこの治療をおすすめすることはほとんどありません。（中川雅文）

Q111 「耳垢塞栓」ではどんな治療を行いますか？

耳あかによって耳の穴（外耳道《がいじ》）が完全にふさがれてしまっている状態を耳垢塞栓《じこうそくせん》といいます。症状としては、聞こえが悪くなったり、耳に圧迫感が生じたり、耳鳴りが起こったりします。長期間放置すると外耳道の皮膚に炎症が生じたり、ひどい場合には皮膚を破り骨を溶かすほどに広がり手術が必要になることもあります。

外耳道にある耳垢腺から出る分泌物《ぶんぴつ》とほこりなどがまじったものが耳あかです。この分泌物は清浄・殺菌作用で内耳を守る働きがあり、外耳道にはそうした耳あかを外に掃き出す力も備わっています。ところが、過剰に耳を触ったり、耳かきをやりすぎたりすると、必要以上に分泌が促されます。また、耳栓などで耳あかを奥まで押し込んでしまうと自然に掃き出されなくなり、耳がふさがれてしまいます。

耳あかが簡単に取れない場合は、耳垢水と呼ばれる薬を耳に適量、何回かくり返して入れ、耳あかを柔らかくして取り除きます。硬いままの耳あかを無理やり引っぱり出そうとすると外耳道の皮膚を傷めて出血したり皮膚にびらんを生じさせてしまうこともあるので、自己流で無理に取ることはしないほうが賢明です。

（中川雅文）

Q112 急性低音障害型感音難聴ではどんな治療を行いますか？

身体的・精神的なストレスが引き金になって生じる急性低音障害型感音難聴（ＡＬＨＬ、Ｑ94を参照）の治療の原則は、安静の確保とストレスを取り除くことです。

治療では、脳の血流の改善を目的とした点滴や睡眠の質を改善するために内服薬（睡眠薬）の投与を行います。不安の強い人に対しては、ストレスを取り除く目的で抗不安薬を投与することもあります。聴力の低下が著しい場合にはステロイドの内服や点滴（補液）を行うこともあります。ＡＬＨＬの原因は不明ですが、メニエール病（Ｑ27を参照）のように内耳《ないじ》の内リンパ腔《くう》にリンパ液がたまり、むくんだ状態（内リンパ水腫《すいしゅ》）になっているので、メニエール病の治療に用いる利尿薬（イソソルビド）を用いることもあります。自律神経系が整うことで体液のバランスが取り戻されるように、内耳のリンパ液のバランスの乱れも、ストレスを取り除き自律神経のバランスを整えることで改善が期待できます。ＡＬＨＬの治療で最初に取り組むべきことは、まずはストレスからの解放といえるでしょう。

（中川雅文）

Q113 外リンパ瘻ではどんな治療を行いますか？

外リンパ瘻《ろう》は、なんらかの理由で中耳内圧《ちゅうじ》が急激に変化したことがきっかけで内耳窓という膜が破れてしまう病気です。破れた膜の裂けめからリンパ液がもれ出てしまうことで、耳鳴りや難聴が生じます。もれ出しがひどいときにはめまいも生じます。

突発性難聴のように突然に発症しますが、「鼻をかんだあとに生じた」「排便時に強くいきんだあとに生じた」「ダイビングがきっかけで生じた」などのエピソードがあるので突発性難聴との区別はそれほど難しくはありません。

治療は安静が基本です。発症後1週間程度はベッド上で安静にしてもらいます。鼓膜の穴が自然に閉鎖する事例が少なくないからです。ステロイド薬の投与などを行うこともあります。内耳窓にできた穴が自然に閉じていき、自然治癒《ちゆ》する人もいますが、閉鎖せず手術の対象となる人も少なくありません。

内耳窓閉鎖術と呼ばれる手術で内耳窓の裂けめを閉じることによって、聞こえの回復、めまいの改善などを期待することができます。手術のタイミングは早いほど効果が高いといわれています。

（中川雅文）

Q 114 ムンプス難聴ではどんな治療を行いますか？

一般に「おたふくカゼ」として知られている病気がムンプスウイルス感染です。このウイルス疾患《しっかん》に妊婦が感染してしまうと高い確率で赤ちゃんが難聴児として生まれてきます。ムンプス難聴に対しての効果的な治療法はありません。そのためワクチンによる予防が唯一の対策といわれています。

WHO（世界保健機関）は、ワクチン接種が最も有効な予防対策であり、国民すべてがワクチン接種を受けることを強く推奨しています。ところが、日本では一時期の国民感情や施策上の問題などが理由で40～50代の人にワクチンを接種していない人が多いことがわかっています。海外からの旅行者などがウイルスを持ち込んだ結果、最近では国内でもこのムンプスウイルス感染症の増加が問題になっています。そして、妊婦のムンプスウイルス感染症も増加し、難聴児として生まれてくる赤ちゃんの増加は一つの社会問題となっています。予防法は、すべての世代の男女が皆ワクチンを受け、社会の中にムンプスウイルス感染症が広がらない状況を作ることです。一人ひとりが高い意識でワクチン接種と向き合うことが求められています。

（中川雅文）

Q 115 音響性聴器障害ではどんな治療を行いますか？

音響性聴器障害は、急性と慢性（騒音性）の2つのタイプがあります。

前者は、耳もとで爆竹が爆発したり、あるいは交通事故のさいの衝撃音など120~140《デシベル》という非常に大きな音に耳がさらされることによって瞬時に発症します。慢性のものの多くは職業性・騒音性の難聴です。造船所や道路工事など常時85《デシベル》以上の騒音のある場所で何年も仕事を続けていると、そうした耳の障害になるといわれています。急性のものには、ステロイド薬、循環改善薬など、突発性難聴に準じた薬物治療が中心に行われていますが、効果は人それぞれです。

急性音響外傷性難聴の予防の基本は、大きな音を聞かないことと、耳を守ることです。爆発音や炸裂《さくれつ》音や衝撃音に対して唯一対応可能な対策は、耳栓です。**耳栓により、耳への負担は十分の一未満にすることができます。**日ごろから耳栓を携帯し、うるさいと思ったら耳栓を活用する。そんな行動が耳を守ってくれます。慢性騒音性の難聴も、耳栓で耳を守ることが大切です。騒音のある職場で働く人は、耳栓を活用し、週末の休みは静寂を楽しみ、耳を癒《いや》すことを心がけることも必要です。

（中川雅文）

Q116 重い難聴ですが手術で治せますか？

難聴を大別すると「伝音難聴」と「感音難聴」の2タイプに分けられます（両方が合併する「混合性難聴」もある）。このうち、中耳《ちゅうじ》に原因がある伝音難聴は手術が可能です。伝音難聴の手術には、外耳《がいじ》道狭窄《きょうさく》症（耳の穴が狭くなる、または閉じる病気）を治療する**「外耳道形成術**（Q117を参照）**」**、慢性中耳炎や外傷などで鼓膜にあいた穴をふさぐ**「鼓膜形成術」**、破壊された耳小骨《じしょうこつ》の機能を回復させる**「鼓室形成術**（Q118を参照）**」**、耳硬化症を治療する**「アブミ骨手術**（Q119を参照）**」**があります。こうした手術により、伝音難聴における聴力の改善が期待できるようになりました。

一方、加齢性難聴などの感音難聴の場合は、治療は困難だといわれています。とはいえ、重度の難聴の場合は**「人工内耳手術**（Q120を参照）**」**で聞こえが改善する可能性があります。

難聴は、手術をすれば必ずよくなるわけではありません。手術による合併症の可能性もあります。耳鼻咽喉《いんこう》科の医師とよく相談のうえ、治療法の検討を行うようにしましょう。

（肥塚　泉）

Q 117 「外耳道形成術」とはどんな手術ですか？

外耳道《がいじ》（いわゆる耳の穴）が狭くなったり（外耳道狭窄症《きょうさく》）ふさがったり（外耳道閉鎖症）すると、音が入ってこなくなるため難聴を招きます。そうした場合に、手術で外耳道を形成する治療法が「外耳道形成術」です。

外耳道が閉鎖または狭窄する原因には、先天的なものと後天的なものがあります。後天的なものの原因として、外傷や外耳・中耳の慢性炎症性疾患《しっかん》、中耳の手術後の感染、自分の指や綿棒で頻繁に外耳道をいじる、といったことがあります。最近では、サーフィンや潜水が趣味の人が冷水による刺激を長期的に受けることによって、外耳道の骨が増殖し、耳の穴が狭くなったりふさがったりする例が見られるようになり、こうした症状は「サーファーズイヤー」と呼ばれています。

手術は全身麻酔で行われます。骨を削って外耳道を形成し、そこに大腿部《だいたい》から取った皮膚を移植して外耳道の壁面をカバーします。入院は1～2週間ほどです。外耳道形成術を行っても、長い時間の経過とともに再び外耳道が狭窄したり、聴力が悪化したりすることもあります。

（肥塚　泉）

Q118 「鼓室形成術」とはどんな手術ですか？

中耳炎《ちゅうじ》が慢性化して薬物治療で効果が見られない場合、損傷した耳小骨《じしょうこつ》（中耳内にあり、外部から音として鼓膜に伝わった振動を内耳に伝える小さな骨）を修復する「鼓室形成術」を検討します。慢性中耳炎の場合は鼓膜に穴があいて耳だれが起こるため、鼓膜の穴をふさぐ「鼓膜形成術」を同時に行うこともあります。手術は全身麻酔または局所麻酔で行われ、耳の後ろのつけ根の皮膚を切開し、骨を削って骨の中の炎症を取り除き、鼓膜や耳小骨を修復します。最近は、耳の後ろのつけ根の皮膚を切開せずに、外耳道経由で内視鏡を用いる手術も行われるようになりました（経外耳道的内視鏡下耳科手術）。手術に要する時間は2～3時間、入院期間は1～2週間程度です。

鼓室形成術を行うと中耳炎の慢性炎症が治り、聞こえも改善する効果が期待できます。ただし、中耳炎の病態によっては再発の可能性もあるため、長期にわたっての経過観察が必要になります。また、手術を行ったことで逆に聞こえが悪くなったり、顔の動きが悪くなったり、味覚が低下したりする例もわずかながら報告されているので、手術を受けるかどうかは主治医とよく相談したうえで判断してください。（肥塚　泉）

Q 119 「アブミ骨手術」とはどんな手術ですか？

耳小骨《じしょうこつ》（中耳《ちゅうじ》内にあり、外部から音として鼓膜に伝わった振動を内耳に伝える小さな骨）の一つであるアブミ骨の動きが悪くなると、振動が内耳《ないじ》に十分に伝わらなくなって難聴を招きます。この状態を耳硬化症といいますが、耳硬化症は薬物では治療できません。補聴器を使用するか、「アブミ骨手術」を受けるかの選択となります。

アブミ骨手術には、硬くなったアブミ骨底板を再び動くようにする方法（アブミ骨可動術）と、アブミ骨の底板に直径０・６ミリの小さな穴をあけアブミ骨を人工骨に置き換える方法（アブミ骨置換術）があります。人工骨とはいえ安全性は極めて高く、拒絶反応が起こることはありません。最近は、レーザーで穴をあけることができるようになり、手術の安全性も高まっています。**手術でアブミ骨の動きが改善すれば、鼓膜でとらえた振動がスムーズに内耳（蝸牛《かぎゅう》）に伝達されるようになるため、聴力の回復が期待できます。**しかしながら、手術を行ったことで逆に聞こえが悪くなったり、味覚が低下する例もわずかながら報告されているので、手術を受けるかどうかは、主治医とよく相談したうえで判断してください。

（肥塚　泉）

Q120 「人工内耳手術」とはどんな手術ですか？

加齢性難聴には根本的な治療法がないため、聴力の低下を補う方法として、まずは補聴器の装用がすすめられます。しかし、両耳の難聴が高度・重度の場合、補聴器の効果は不十分です。そのような患者さんに対する選択肢として、「人工内耳《ないじ》」が考慮されます。

人工内耳は、手術によって頭部に埋め込む体内装置（インプラント）と、周囲の音声を電気信号に変換して送信する対外装置（サウンドプロセッサ）で構成される人工臓器です。**本来、音の振動は内耳にある蝸牛《かぎゅう》で電気信号に変換されますが、その働きを人工内耳が代わりに行います。**蝸牛内の螺旋《らせん》神経節細胞を電気で刺激し、聴神経を通じて脳が音として認識するというわけです。

人工内耳の適応基準は、成人の場合、両耳の平均聴力レベルが補聴器を装用していない状態で90デシ《デシ》ベル《ベル》以上の重度難聴の患者さんです。さらに、平均聴力レベルが70デシ《デシ》ベル《ベル》以上90デシ《デシ》ベル《ベル》未満で、補聴器を装用しても最高語音明瞭度《めいりょう》（語音明瞭度は言葉の聞き取りやすさの指標。60％未満で日常会話が困難になる）が50％以下の高度難聴の患者さんです。

人工内耳手術は、全国の総合病院などで行われ、健康保険が適用されます。人工内耳手術を希望する高度・重度難聴の患者さんは、かかりつけ医に紹介してもらったり、直接連絡を取ったりして、実施する病院を受診します。

（肥塚　泉）

人工内耳のしくみ

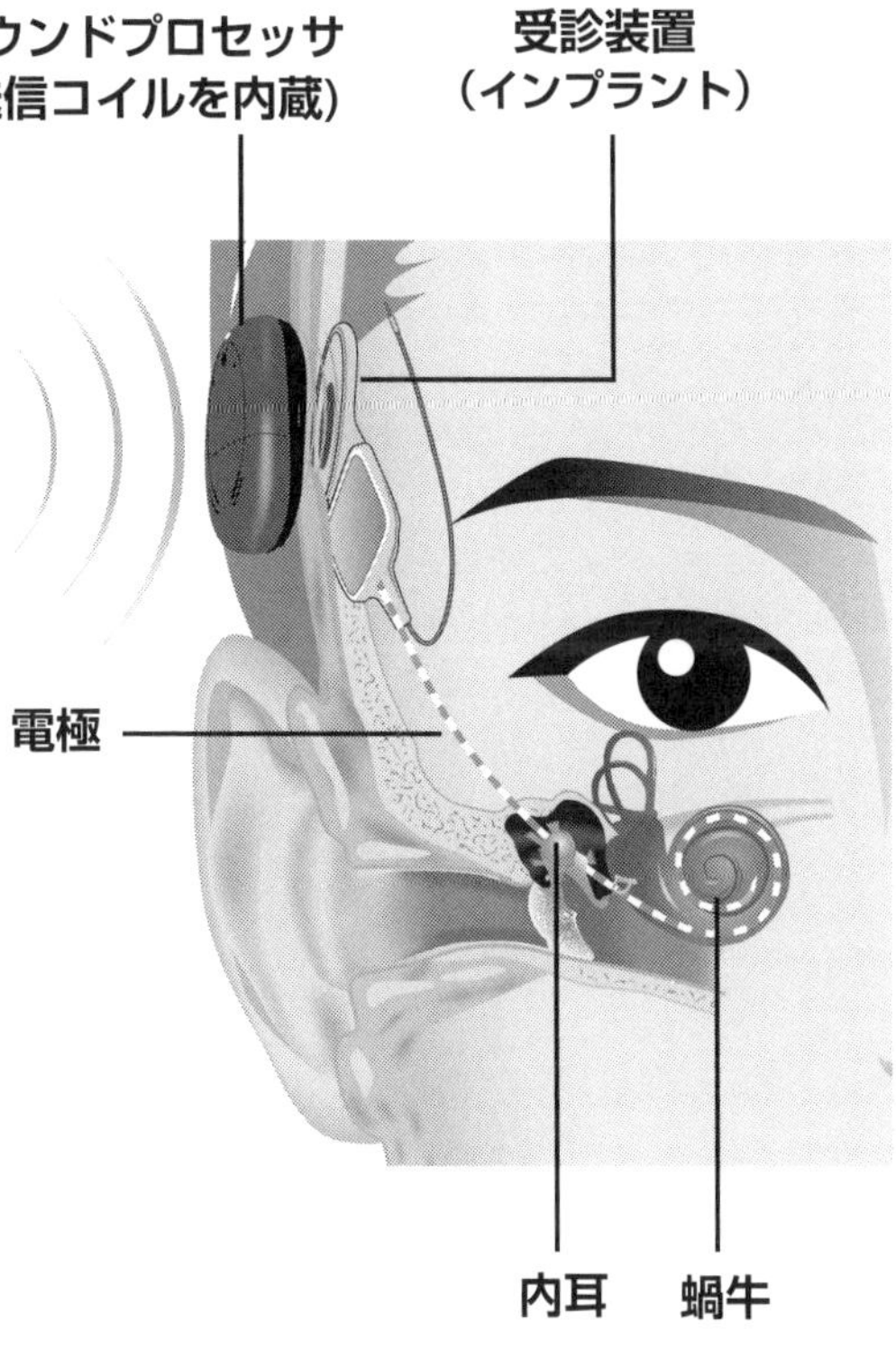

サウンドプロセッサのマイクロフォンが音を集め、デジタル信号に変換して皮膚の下の受信装置に送る。受信装置はデジタル信号を電気信号(電流)に変換し、蝸牛に挿入された電極に送る。蝸牛の聴神経が電流に刺激され、信号が脳に送られて音として認識する。

Q121 人工内耳を入れればもとのように聞こえるようになりますか？

人工内耳《ないじ》は実用化から30年以上が過ぎ、現在では装用者の数は世界で45万人以上います。わが国でも小児から高齢まで幅広い年齢層の人が人工内耳の手術を受け、手術件数は年間で1000件を超えています。

とはいえ、人工内耳を装用すれば、すぐに健聴者のように聞こえるわけではありません。まず、手術から2～3週間後に、体外装置（サウンドプロセッサ）のスイッチを入れて、人工内耳を通した音を初めて聞く「音入れ」を行います。このときから、言語聴覚士によるマッピング（音の聞こえ方の調整）や、人工内耳の音に慣れるためのリハビリ（機能回復訓練）が行われます。**音入れをした当初は人間の声が機械的に聞こえますが、リハビリをくり返すと、しだいに人間の声に聞こえるようになります。**ただし、聞こえの回復には個人差が大きく、電話や多人数との会話ができるようになる人もいれば、そうでない人もいます。失聴期間の長短によるところが大きいと考えられますが、本人の努力と家族の支援も重要な要素になります。

（肥塚　泉）

Q122 「残存聴力活用型人工内耳」とはどんな治療法ですか？

難聴が進んでも、手術で人工内耳《ないじ》を装用すると、日常会話に不自由しない程度に聴力の回復が期待できます。しかし、低音域の聴力が残っている難聴の患者さんの場合、人工内耳の電極が蝸牛《かぎゅう》の働きを妨げ、残存している低音域の聴力を悪化させる危険性があるため、適応になりません。

「残存聴力活用型人工内耳（EAS）」とは、そんな低音域の聴力が残っている患者さんにも対応した新型人工内耳です。

EASは、補聴器と人工内耳の機能を一体化したもので、高音域の音を電気信号として聴神経に伝えるとともに、低音域の音は補聴器で増幅して外耳道に送り込みます。このため、高音域から低音域までの幅広い音を拾えるうえ、音質がクリアで、音声が雑音に紛れにくいという特徴があります。

EASの適応条件は、

①両耳が感音難聴である

残存聴力活用型人工内耳のしくみ

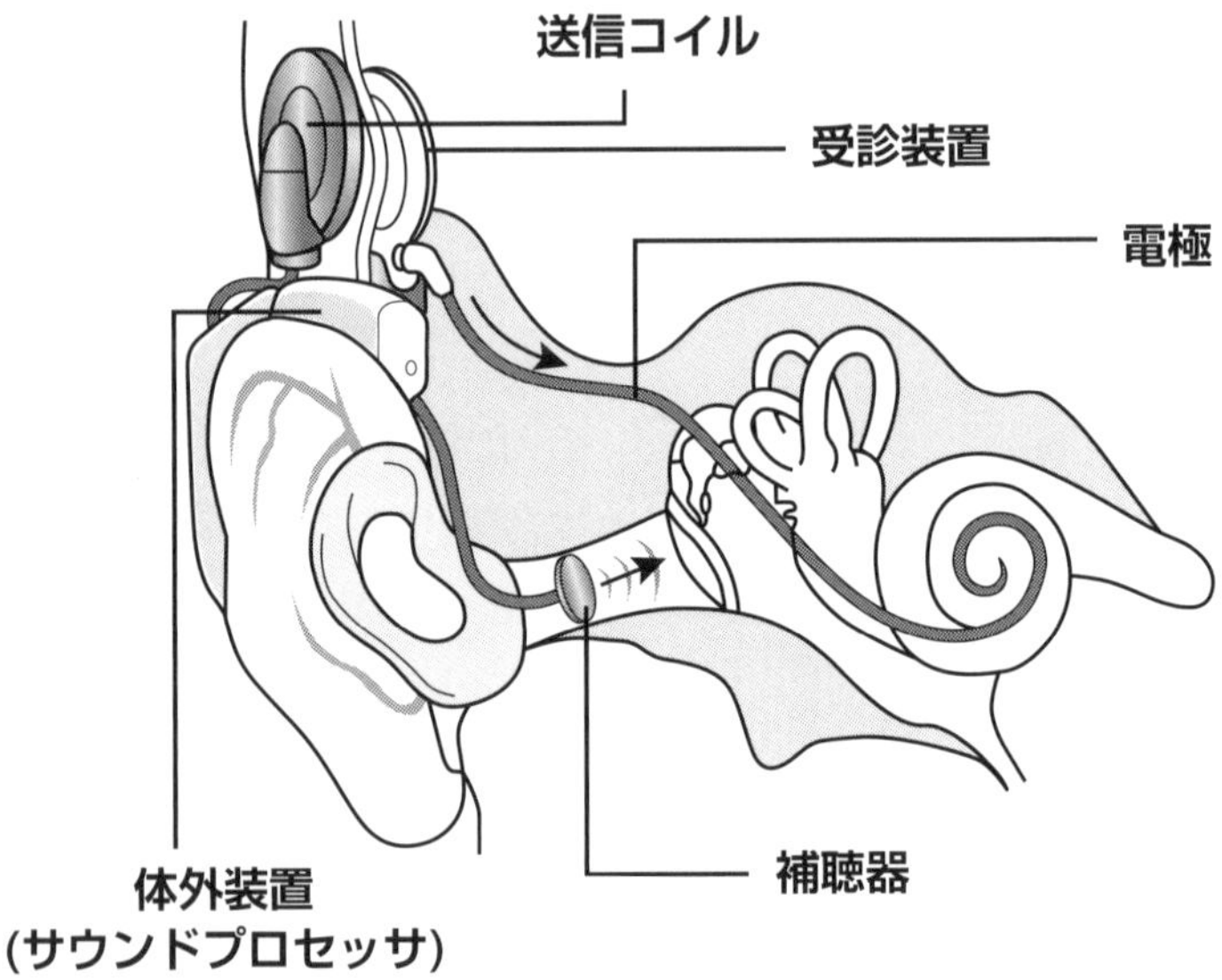

②補聴器を装用したときに語音弁別能（言葉を正しく聞き取る能力）が静寂下の65《デシベル》で60％未満である

という2つの要件を満たす成人および小児です。手術時間は2〜3時間程度で、10日ほどの入院が必要です。術後3週間たってから体外装置（サウンドプロセッサ）を装用してリハビリ（機能回復訓練）を受けます。

EASは健康保険の適用があり、患者さんの負担額の目安は数万円程度ですが、施設によって異なるので、くわしいことは病院に確認してください。

（肥塚　泉）

Q 123 難聴を改善する内耳の再生医療はどこまで研究が進んでいますか？

再生医療には大きく2つのアプローチがあります。

1つはｉＰＳ細胞やＥＳ細胞などの幹細胞（新しい細胞を再び産生して補充する能力を持つ細胞）を体外で培養して患部に注入し、組織の再生を促して症状の改善をめざす治療法。もう1つは体内にある再生能力を止められた幹細胞の再生能力を回復させる治療法です。

再生医療は、加齢性難聴などの感音難聴の治療分野でも研究が進められています。感音難聴は、内耳《ないじ》にある有毛細胞（音の振動を脳に伝える細胞）がダメージを受けることで聞こえが悪くなります。いったん壊れた有毛細胞は再生しないため、このことが感音難聴の治療を難しくしています。

慶應義塾大学医学部生理学教室の岡野《おかの》栄之《ひでゆき》教授と米国ハーバード大学医学部のアルバート・エッジ教授らの国際共同研究グループは、薬剤を使って有毛細胞に隣接する細胞（支持細胞）を有毛細胞に分化（細胞を作り出すこと）させ、有毛細胞を再生する方法を試みました。

その結果、LY411575という薬剤の内耳局所投与により有毛細胞を再生させ、聴力を改善させることに成功しました。この薬剤は大変有効ですが副作用も強く、その投与法がさまざま検証されている状況ですが、さらに効率がよく、副作用が少ない薬剤を見つける研究が現在も進んでいます。

さらに、私と、岡野栄之教授らが行った共同研究では、ヒトiPS細胞から内耳細胞を効率的に安定して作成する方法を開発しています。

iPS細胞は多能性幹細胞（体のどのような細胞でも作り出せる細胞）の一種ですが、iPS細胞から内耳細胞を作成することで、今までわからなかった難聴の進行過程の観察が可能となりました。

この研究では、ペンドレッド症候群という遺伝性難聴の原因が明らかになったばかりか、その治療薬候補も発見するという、極めて大きな成果を上げることができました。

内耳の再生医療は、今後の研究によりさらなる発展が期待できます。実用化のめどが立つ日がくるのも、そう遠くはないでしょう。

（小川　郁）

第8章

補聴器についての疑問 7

Q124 補聴器にはどんな種類がありますか？

補聴器とは、音を拾い、拾った音を増幅して、外耳道《がいじ》、中耳を経由して聴神経がある内耳に送る機器です。法令（薬機法）に従い、厚生労働省の認定を受けた「管理医療機器」で、難聴の患者さんが使用する前提で作られています。似た機能を持つものに「集音器」がありますが、補聴器がマイクで拾った音を分析して使用者に必要な音だけを大きくするのに対し、集音器はマイクで拾った音を一律に大きく出すもので、ちゃんと聞こえている音や雑音も大きくなってしまいます。難聴で日常生活に支障が出てきたら、補聴器を使用することをおすすめします。

補聴器には、①耳かけ型、②耳あな型、③ポケット型の3つのタイプがあります。耳かけ型は最も一般的な補聴器で、国内で使われているタイプの6割以上を占めています（2018年の大規模調査による）。重度の難聴に対応できて、ハウリング（不快なピーピー音）も起こりにくく、多くの機能を盛り込めるという特徴があります。耳の後ろに機械を掛けるため、目立ちにくいというメリットもあります。

耳あな型は補聴器の中で最も小さいタイプで、耳の穴にはめ込んで使います。使う人の耳穴に合わせて一つひとつ作るので耳にしっかりと装着でき、落ちたり外れたりしにくくなっています。

ポケット型は、比較的大きな本体（コントローラー）をポケットに入れ、コードでつながれたイヤホンを耳に入れるタイプです。ほかの2種類より大きいため、携帯するよりも、家の中で使う人に向いています。

最近の補聴器は小型化・軽量化が進み、機能も目覚ましく進化しています。ぜひ一度、販売店やショールームを訪れ、実際に手にしてみてください。

（肥塚　泉）

補聴器の主なタイプ

耳かけ型

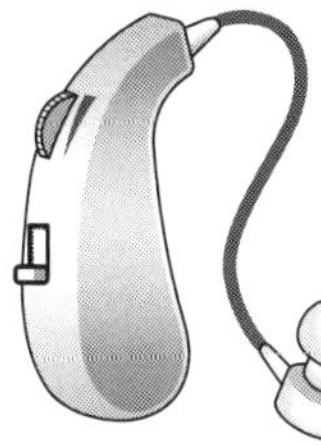

耳あな型

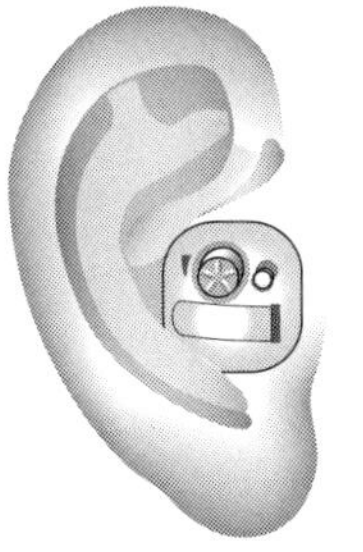

ポケット型

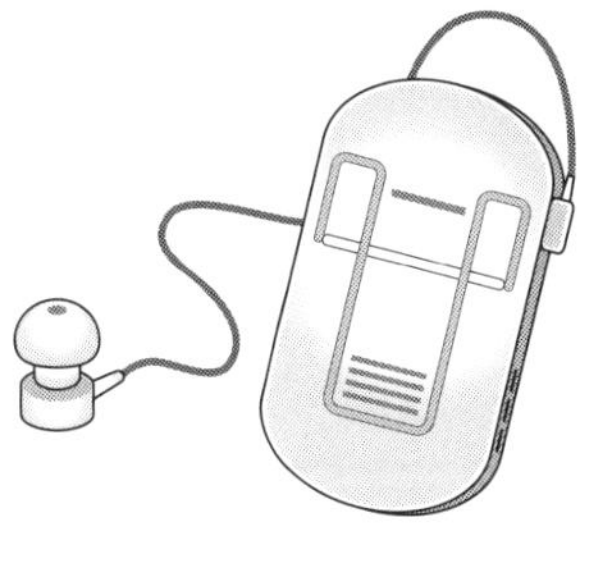

Q125 後悔しない補聴器の選び方は？

2018年に行われた大規模調査によれば、わが国の「補聴器装用に関する満足度」は36％。これは、スイス（84％）、アメリカ（74％）、イタリア（70％）など欧米に比べ、格段に低い数字です。この理由として、補聴器に対する適切な理解が不足していることや、補聴器の専門資格である認定補聴器技能者の数が不足していることなどが考えられます。

補聴器は、難聴が薬物療法などで改善しない場合の有効な治療手段の一つです。そのため、あとあと後悔しないための補聴器選びが重要になるので、以下の点を念頭に置き、納得のいく選択をしてください。

①補聴器相談医のいる耳鼻科を受診する

補聴器相談医とは、日本耳鼻咽喉《いんこう》科学会が認定した耳鼻咽喉科専門医のうち、福祉医療・成人老年委員会が作成した講習カリキュラムのすべてを履修し、認定された医師です。補聴器相談医は、聞こえの悪い人が適切に補聴器を使用するために指導を行います。

②認定補聴器技能者のいる販売店で購入する

認定補聴器技能者は、補聴器相談医が作成した診療情報提供書に基づき、カウンセリングから補聴器の提案、調整、アフターケアまで対応する専門家です。

③必ず自分で店に足を運び、症状や希望をしっかり伝える

できれば、家族もいっしょに店に足を運び、納得のいくまで相談することが、満足のいく選択につながります。

④フィッティング・試聴を納得がいくまで行う

補聴器は、一人ひとりの聞こえの状態、聞こえ方の好み、使用目的などに合わせて厳密に調整をしなければなりません。そのうえで、調整した補聴器を実際に試聴して微調整することも重要です。

⑤購入後も相談できる店を選ぶ

補聴器は、購入後も実際の生活における聞こえや環境による影響を確認しながら、さらに微調整を行っていく必要があります。無理なく通える場所にあるか、定期的にメンテナンスをしてくれるか、気になることや不具合を相談できるかなど、購入する前に確認しておきましょう。

（肥塚　泉）

Q126 補聴器が不快ですが使いつづけなければいけませんか？

加齢性難聴の場合、根本的な治療法はないため、日常生活に支障が出てきたら、補聴器を使用することがすすめられます。とはいえ、補聴器を使いはじめても、使うのをやめてしまう人も見られます。その理由は人によりさまざまですが、「補聴器がきつい・痛い」「雑音がうるさい」「もとのように自然に聞こえない」といった点が多いようです。

ただ、最近の補聴器は小型・軽量化が進んでいるため、「きつい・痛い」といった点は解消されつつあります。補聴器の販売店で納得のいくまで試してみて、自分に合った機器を選ぶようにしましょう。

また、補聴器を使うと、言葉以外にも周囲の環境音（雑音）も聞こえてきます。当初は気になることが多いようですが、3～6カ月ほど使いつづければ気にならなくなり、快適に聞こえるようになってきます。どうしても不快感が解消されなければ、購入した店か補聴器のメーカーに相談するといいでしょう。

（肥塚　泉）

Q127 補聴器を着ければ聞こえるようになりますか？

現代の補聴器は、最新の技術がつめ込まれた聴力アップ機器です。小型のコンピュータが内蔵されており、デジタル処理で瞬時に最適な音を作り出します。

しかし、メガネを買うときに度数を調整するように、補聴器にも使う人に合わせた調整が必要になります。**使う人に最適な大きさの音や音域が出るように調節して、初めてきちんと聞こえるようになります。**

また、脳が補聴器に慣れて本来のよさを実感するには、3～6ヵ月はかかります。最初は、「思ったほど聞こえがよくならない」と思うかもしれませんが、脳が慣れるまで、気長に取り組むことも大切です。

なお、補聴器は、どんな環境でも等しく聞こえるわけではありません。例えば、「騒がしい場所」「大人数での会話」「大会場での講演会」といった環境では、周囲の騒音や反響音の影響で、聞き取りが難しくなるようです。とはいえ、補聴器に慣れれば、ある程度問題なく聞こえるようになるはずです。

（肥塚　泉）

Q 128

補聴器には認知症の予防効果もあるって本当ですか？

難聴において、最近注目されているのが、認知機能との関係です。例えば、米国国立加齢研究所の調査によれば、軽度難聴の人が認知症になるリスクは聴力が正常な人の2倍、中等度難聴では3倍、重度難聴者では5倍も高くなると報告されています。

ですが、難聴に伴う認知機能の悪化は、補聴器を使うことで食い止められる可能性があります。フランスで25年にわたって行われた研究では、65歳以上の人を対象に「難聴がないグループ」「難聴があり補聴器を使うグループ」「難聴があり補聴器を使わないグループ」に分け、それぞれの認知機能を追跡調査しました。その結果、**難聴がない人たちに比べ、難聴があるのに補聴器を使わなかった人たちは、認知機能が大きく低下する傾向があることがわかったのです。**また補聴器を使用している人たちは、難聴ではない人たちと比べても、それほど認知機能に差がないこともわかっています。

補聴器を使うということは、脳に音や言葉という刺激を与えることでもあり、このことが、認知機能によい影響を与えている可能性は十分に考えられます。（肥塚　泉）

Q129 補聴器を着けるのは片耳だけでいいですか？

日本では、補聴器を使用している人の中で両耳に補聴器を着けている割合は46％（2018年の大規模調査による）で、これは欧米など諸外国よりも、かなり低い装着率になっています。

補聴器を両耳に着けると、両耳から十分に音が入ってくるので、言葉がよく聞き取れたり、音がくる方向がわかりやすくなったり、片耳で聞くより疲れなかったりする利点があります。半面、片耳だけ装着する場合に比べて圧迫感や閉塞《へいそく》感を強く覚えることもあるようです。

いずれにせよ、装着感には個人差があるので、両耳に着けるかどうかは、耳鼻咽喉《いんこう》科医とよく相談後、補聴器販売店で納得のいくまで試聴して検討するようにしましょう。ちなみに、両耳装用の場合、当然ながら片耳だけ使用する場合に比べて費用は倍増します。

なお、両耳に補聴器を着ける場合は、必ず同じ製品を購入のうえ、使用するようにしてください。

（肥塚　泉）

Q130 骨伝導補聴器でよく聞こえるようになりますか？

骨伝導とは、鼓膜と耳小骨《じしょうこつ》を通さずに、内耳《ないじ》の蝸牛《かぎゅう》が直接、音を振動で感じることをいいます。私たちが耳をふさいでも自分の声が聞こえるのは、声帯の振動が頭蓋骨（骨）を介して聴覚神経に伝わっているからです。

この骨伝導のしくみを利用した補聴器が「骨伝導補聴器」です。外耳や中耳を通さずに直接内耳へ音を届けることができるため、外耳や中耳の障害が原因の難聴（伝音難聴）に有効です。半面、内耳に障害が起こっている場合（感音難聴）には使用できません。また、骨伝導補聴器には、耳をふさがないので補聴器装着時にありがちな音の反響や閉塞感《へいそく》がないという利点もあります。

骨伝導型補聴器には、メガネ型、カチューシャ型、埋め込み式（手術で頭蓋骨に埋め込む方式）があります。購入する場合は十分に比較検討し、自分に適したものを選びましょう。ただし、伝音難聴は治療が可能な場合も多いので、本当に骨伝導補聴器が必要かどうか、医師とよく相談することが必要です。

（肥塚　泉）

第9章

難聴のセルフケアについての疑問 15

Q131 ついテレビのボリュームを上げてしまいますがいい対策は？

ついテレビのボリュームを上げてしまう人は、難聴がかなり進んでいる可能性があります。家族からテレビの音が大きいと指摘されてしまう人は、すでに難聴になっている可能性が高いでしょう。前日の音量設定のテレビ音に、翌朝驚いてしまうというのも考えもの。一日の中で聞いている音の総量がすでに限界を超えていて、前の夜の耳の状態は一過性にかなりダメージを受けていたということを想像させるからです。

聞こえが低下すると、初期には騒音下や雑音下で聞き取りが悪くなり、進行すると静かなところでも聞き間違いが増え、いよいよ難聴になると怒りっぽくなる、抑ウツ状態になる、物覚えが悪くなるなど精神面にも影響が出てきます。耳の健康を考えるなら音量は起床時にちょうどいいと感じる音量で一日を通すこと。その音量で聞き取りにくくなったら「一日の聞いていい音の総量に達したようだから寝床で休もう」と見切りをつけること。そんな耳への配慮が難聴を予防します。聞くのをやめ、耳を意識的に休ませる。そんな習慣が耳を守る生活につながっていきます。

（中川雅文）

Q 132 聞こえを悪くする危険な騒音とはどのような音ですか？

ＷＨＯ（世界保健機関）が２０１８年に定めた「１週間当たりの音圧レベルの許容基準」（Q88の表参照）によると大人は80デシベルなら週40時間まで、１０７デシベルなら４・７分、子供の場合は75デシベルなら週に40時間、１０７デシベルだとたった１・５分です。子供は大人と同じうるささの環境には大人の３分の１の時間しかいっしょにいることはできません。走行中の電車の騒音や高速道路走行中の車内のノイズはおよそ80〜85デシベルの範囲なので、子供連れのゆとりのない旅行をすることは親が子に難聴になるように仕向けているようなものです。ドライヤーの音は、耳もとなら１００デシベルに達します。毎日の使用時間が１回３分を超えるようなら、若作りしているつもりのせっかくのおしゃれが、耳を傷めているだけの行為に終わってしまいます。

現代社会は音にあふれています。私たちが今意識しなければならないのは、音を選別し、聞かないという選択を積極的に意識的に行う、静寂を楽しむというライフスタイルの実践なのです。

（中川雅文）

Q 133 座りっぱなしの生活は耳によくないですか？

２０１３年のオーストラリアの国民調査のデータを分析したところ、テレビを１日６時間見る人と全く見ない人では、見ない人のほうが４年８ヵ月長生きすることがわかりました。これは、１時間座りつづけると寿命が22分短くなることを意味します。

人体の筋肉の中で約７割を占める足の筋肉が動かないと、血流は滞り、代謝（体内で行われる化学反応）機能が低下し、糖尿病、高血圧、脳梗塞《こうそく》、心疾患《しっかん》、さらにはウツ病や認知症のリスクが高まります。また、聞こえの悪化は糖尿病や高血圧と密接にかかわっています。**座りっぱなしの生活が耳に悪影響を及ぼすのです。**

座ったことで短くなった寿命はちょっとした生活習慣で取り戻すことができます。それは30分に1回、２５０歩歩くこと。第二の心臓と呼ばれるふくらはぎをしっかりと伸び縮みさせることで、血流の滞りは一気に解消されます。それが難しい場合は、せめて1時間に1回５００歩、しっかりかかとを上げるように足踏みする、あるいはスタスタと元気よく歩いてください。歩き回ることができないときは、座ったままでかかとの上げ下げをくり返す動作でむくみの改善を促してみてください。（中川雅文）

Q 134 野菜はたっぷりとったほうがいいですか？

健康維持のため、野菜を積極的にとるように心がけている人も多いでしょう。とはいえ、そうした人の中には、ただひたすら野菜でおなかを一杯にするという食べ方をしている人もいます。こういった食べ方だと、たんぱく質や脂質など、健康に欠かせない基本的な栄養の不足を招きます。例えば、私たちの体の細胞の構成成分であるたんぱく質が不足すると体の機能を維持できなくなり、ホルモンも正常に分泌《ぶんぴつ》されなくなります。また、難聴を招く動脈硬化（血管の老化）は活性酸素（酸化力の強い悪玉の酸素）による酸化ストレスが大きな原因の一つで、活性酸素の除去に欠かせない抗酸化酵素もたんぱく質でできているのです。

食事では、バランスよく栄養をとることが何より重要です。野菜をたっぷりとることにこだわりすぎて、逆に体の不調や免疫力の低下を招くことのないように注意してください。このように、体に必要な栄養をバランスよくとったうえで、耳の不調を持つ人が不足しがちなビタミンＢ群などの栄養（Ｑ57を参照）を積極的にとるように心がけるといいでしょう。

（中川雅文）

Q135 耳掃除はどうやればいいですか？

耳掃除は、する必要は全くありません。正常で健康な耳には自浄作用があり、耳あかが生じても外へ外へと自然に出されるしくみが備わっているからです。

イヤホンや補聴器、耳栓といった機器をふだんからよく使っている人は、ちょっと事情が変わってきます。耳掃除せずにほうっておく、というわけにはいきません。耳あかは、耳の入り口から1チ《セン》くらいまでの耳毛の生えているところにある耳垢腺《じこうせん》からの分泌物《ぶんぴつ》が原因です。イヤホンや補聴器を出し入れすることでその分泌物が日々少しずつ奥に押しやられ、本来耳あかのないはずの外耳道《がいじ》の奥のほうに耳垢塞栓《そくせん》を作り出してしまうことがあります。これを自分で取ることはちょっと無理があります。

耳鼻科医の立場からは、「たかが耳あか。そんなことで先生をわずわせたくない」という遠慮は不要です。3ヵ月に1回、歯医者さんで歯垢《しこう》チェックをしてもらうように、耳鼻咽喉《いんこう》科の先生に定期的に耳あかチェックをしてもらいましょう。どうしても気になるときは、耳かきは使わず、綿棒の先をベビーオイルやハンドクリームで湿らせてやさしくなでるように耳をふくだけで十分です。

（中川雅文）

Q 136 コンサートに行きたいのですが難聴対策はありますか？

ライブ会場の最前列から5列目の最大音量は、ロックなどの場合、およそ110《デシベル》にも達しています。これは、1週間で2分間が許容限界の音量と同じ大きさです。コンサート会場では「スピーカーのわきの席」や「最前列から5列目までの席」は極力さけましょう。

また、コンサートに行くさいは、次の4点を心がけてください。

①コンサート後はカラオケや飲酒・喫煙はしない。
②血糖の高くなる食べ物は控える。
③音楽のジャンルによってはコンサート用耳栓を装着してコンサートを楽しむ。
④コンサート後に耳鳴りを感じるのは耳の許容量1週間分を使い尽くしたサイン。少なくとも1週間は耳栓を活用して75《デシベル》以下の音環境に身を置く。

大きな音は迫力があるので楽しい。そんな気持ちもわかりますが、これは「耳の自殺行為」以外の何物でもありません。音とスマートにつきあいましょう。（中川雅文）

Q 137 聴力を戻せる耳トレ法はありますか？

一度失われた聴力はもとに戻りません。耳のケアの基本は予防です。「耳栓、ふくらはぎ運動、糖分を控える、こまめな水分補給、酒は飲みすぎない、タバコはやめる」が耳を守るためにやるべきこと。失われた聞こえを取り戻す方法はありません。しかし、耳づまりや耳鳴りといった耳ストレスを和らげる方法はあります。耳ストレスが解消されれば、聴力が上がる効果が期待できます。

おすすめするのは、手軽に誰もができる**「耳引っぱり」**と**「首さすり」**（Q66を参照）です。聞こえには聴神経だけでなく、顔面神経、三叉《さんさ》神経、迷走神経（副交感神経の一種）などの神経の働きもかかわっています。それらの神経は耳のまわりや首に分布しています。耳たぶを指でつまんで軽く引っぱる耳引っぱりや、両手で胸鎖《きょうさ》乳突《にゅうとつ》筋《きん》と呼ばれる首の筋肉をやさしくなでる首さすりは、ストレスで緊張した顔面神経、三叉神経、迷走神経をリラックスさせる効果が期待できます。実は気持ちよく皮膚をさするだけで、体の中で脳内麻薬が作り出されます。ストレスによる神経の興奮は、そんな簡単な耳トレでリラックスさせることができるのです。

（中川雅文）

聴力が上がる「耳引っぱり」

①

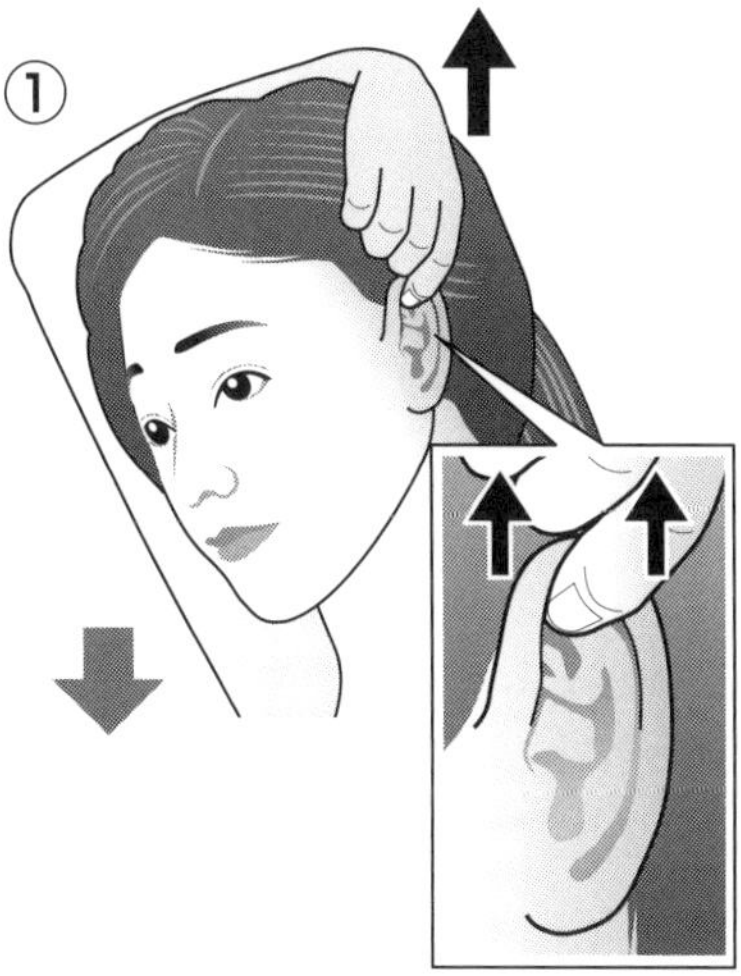

耳の上端を、耳と反対側の手で頭の上からつまみ、30秒ほど、キュッキュッと耳を引き上げるように引っぱる。あまり強く引っぱらないでやさしく行う。

②

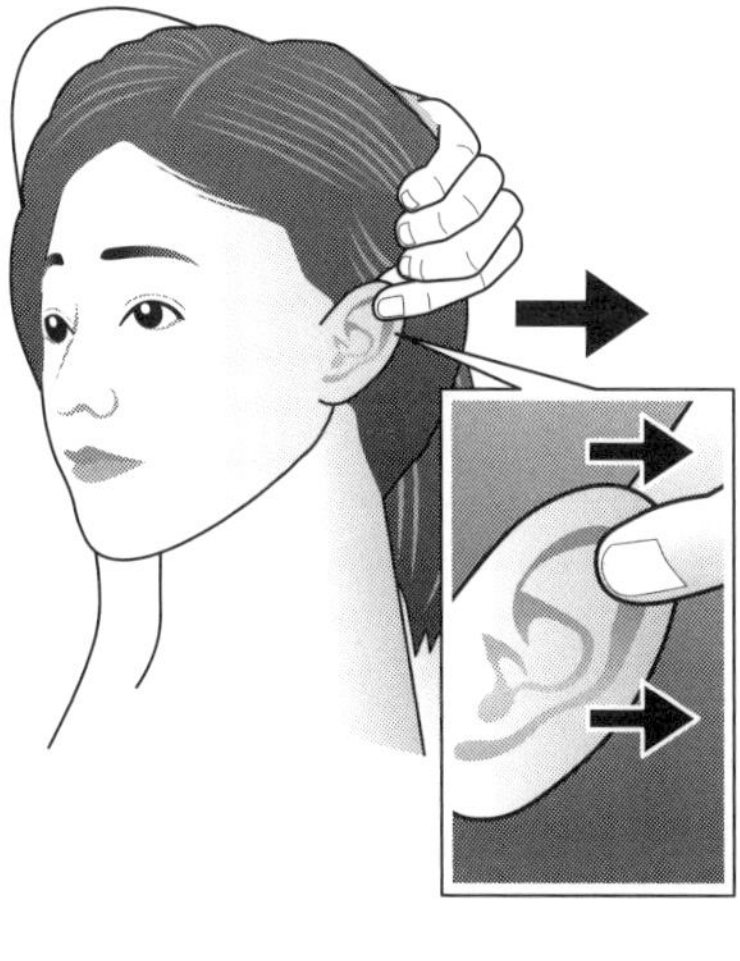

耳のつまむ位置を横にずらし、今度は後方に30秒ほど引っぱる。あまり強く引っぱらないようやさしく行う。①②が終わったら、もう片方の耳も同じように引っぱる。

①30秒+②30秒として両耳を1分かけて引っぱることを1セットとし、これを朝・晩に1セットずつ行う。

Q138 耳にいい呼吸法はありますか？

インドに古来から伝わるヨガ式の呼吸は、本来、瞑想《めいそう》を目的に行われていましたが、米国式の合理主義とサイエンスにより、「マインドフルネス呼吸」と呼ばれるストレス発散のための健康法に昇華し、今では多くの人が健康管理に用いています。

呼吸法を用いたトレーニングは、興奮しすぎた交感神経を鎮めることを目的に行われています。ゆったりとした1／f《エフぶんのいち》ゆらぎのリズムの呼吸をくり返し行うことで、迷走神経のリズムが整ってくると、交感神経のリズムも落ち着いてきます。過度な緊張や興奮は、呼吸を整えるだけでリラックスモードへとリセットすることが可能です。横隔膜は迷走神経に支配される大きな筋肉。これをゆったりとした呼吸で調整すると き、自律神経のバランスも整い、聞こえもよくなります。

耳は聴神経だけでなく迷走神経とも密接な関係にあるので、迷走神経がゆったりと働くことによって、人の話を穏やかに、余裕を持って受け止めることができるようになります。イライラしたときでもマインドフルネス呼吸をするだけで、心の乱れはリセットされ、相手の話もスーッと頭に入ってくるようになるものです。（中川雅文）

聞こえがよくなる「マインドフルネス呼吸」

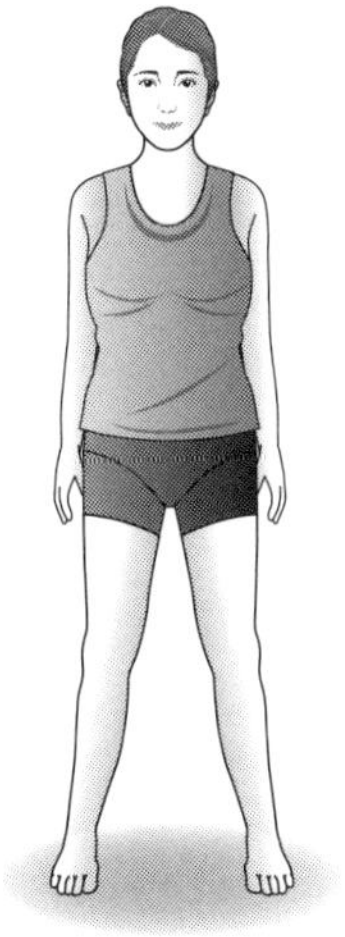

①肩甲骨を寄せるように
胸を張り、背すじを伸ばす。

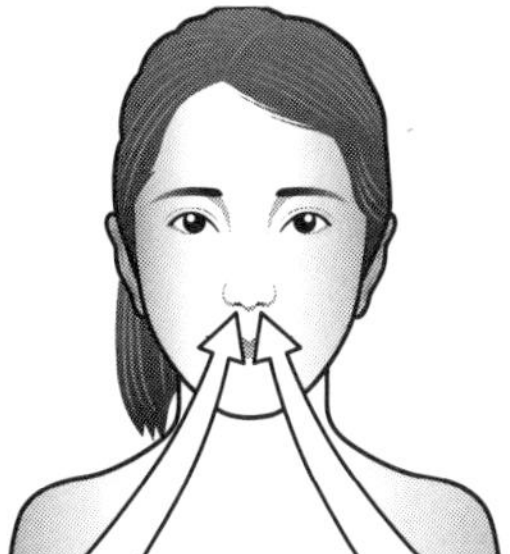

②頭の中で４秒数えながら、
ゆっくり鼻から息を吸い、
そのまま息を止めてもう一
度４秒数える。

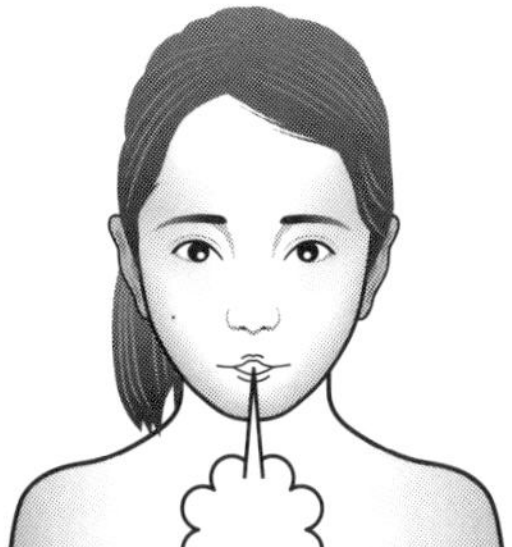

③頭の中で４秒数えながら、
口から静かに息を吐く。
②～③を約３分間くり返
す。目を閉じて行うとより
効果的。１日何回やっても
いい。

Q139 ネコ背は難聴の原因になりますか？

ノートパソコンやスマホなど小さな画面を、私たちはついついのぞき込むように見ています。そんな姿勢が「ネコ背」姿勢を生み出しています。

テキストネックあるいはストレートネックとも呼ばれるこの姿勢のゆがみは、首こりや肩こりの原因だけでなく心身にいろいろな不調をもたらします。首の両わきにある胸鎖乳突筋《きょうさにゅうとつきん》という頸筋《けいきん》は頭を支える大事な筋肉です。これがゆるんでしまうと姿勢の変化に頭を支えることができなくなり、めまいを引き起こしやすくなります。

また、ネコ背姿勢で長く座っていると、おなかも圧迫されてきます。おなかに脂肪の多い人は横隔膜が押し上げられ肺や心臓までもが圧迫されます。呼吸が浅くなり低酸素状態になると、頻脈《ひんみゃく》になり、血圧も上がってきます。何より横隔膜はマインドフルネス呼吸をするのに使う筋肉なので、そんな姿勢でマインドフルネス呼吸をしても期待するような効果も得られません。迷走神経の不調や自律神経系の乱れは、集中力や胆力に影響してきます。その意味で、ネコ背で難聴になることはありませんが、音への注意が散漫になるということはあるでしょう。

（中川雅文）

Q140 難聴になりにくい音楽の聴き方はありますか？

太陽の光（紫外線）を浴びれば肌が傷むように、音を聞けば大なり小なり耳は衰えていきます。もし、耳を一切傷つけたくないなら音を聞くことをやめるしかないでしょう。

多くの人が、強い日差しから肌を守るために、出かけるのを控える、日傘《ひがさ》でさえぎる、日焼け止めクリームで保護するといった対応をしていると思います。音とのつきあい方も同じです。

①うるさい音はさける　②長い時間大きな音の場所に身を置かない　③耳栓で遮《さえぎ》る

基本はこの3つです。さらに音楽を聴くときは、以下の3点を守ってください。

①1日1時間未満　②プレイヤーの最大音量の6分目盛を超えるような音にはしない

③イヤホンやヘッドホンは使わない

難聴になる心配をしないで音楽を楽しみたいなら、この3つを守ることに尽きます。楽器の演奏の場合、大きな音はさけられないことも多いので、毎日練習をするのなら1時間以内、1日おきなら2時間までを心がけてください。

（中川雅文）

Q141 運動をすれば聞こえはよくなりますか？ どんな運動がいいですか？

運動するだけで難聴が治るわけではありませんが、適度な運動は、代謝（体内における化学反応）の促進と血行改善をもたらすため、内耳《ないじ》の代謝や血行が障害されることで生じる耳の不調の予防や症状改善に役立ちます。

代謝促進と血行改善に特に効果的なのは、有酸素運動です。私は、誰でもどこでも特別な道具なしでできる「ウォーキング」をおすすめすることが多いです。ランニングや筋トレは、心肺機能の向上やフレイル（身体的機能の低下）予防の意味で欠かすことのできない運動ですが、こと耳にかんしては、毎日行うウォーキングがとても大事です。

1日の目安の歩行数は、認知症予防なら4000歩以上、代謝促進、血行改善、耳鳴り・めまい予防なら7000～8000歩以上、体力アップ、健康増進が目的なら1万2000歩以上といった感じです。

これに週1～2回の筋トレ（スクワットなど）を加えることができれば完璧です。

毎日のウォーキングがおすすめ

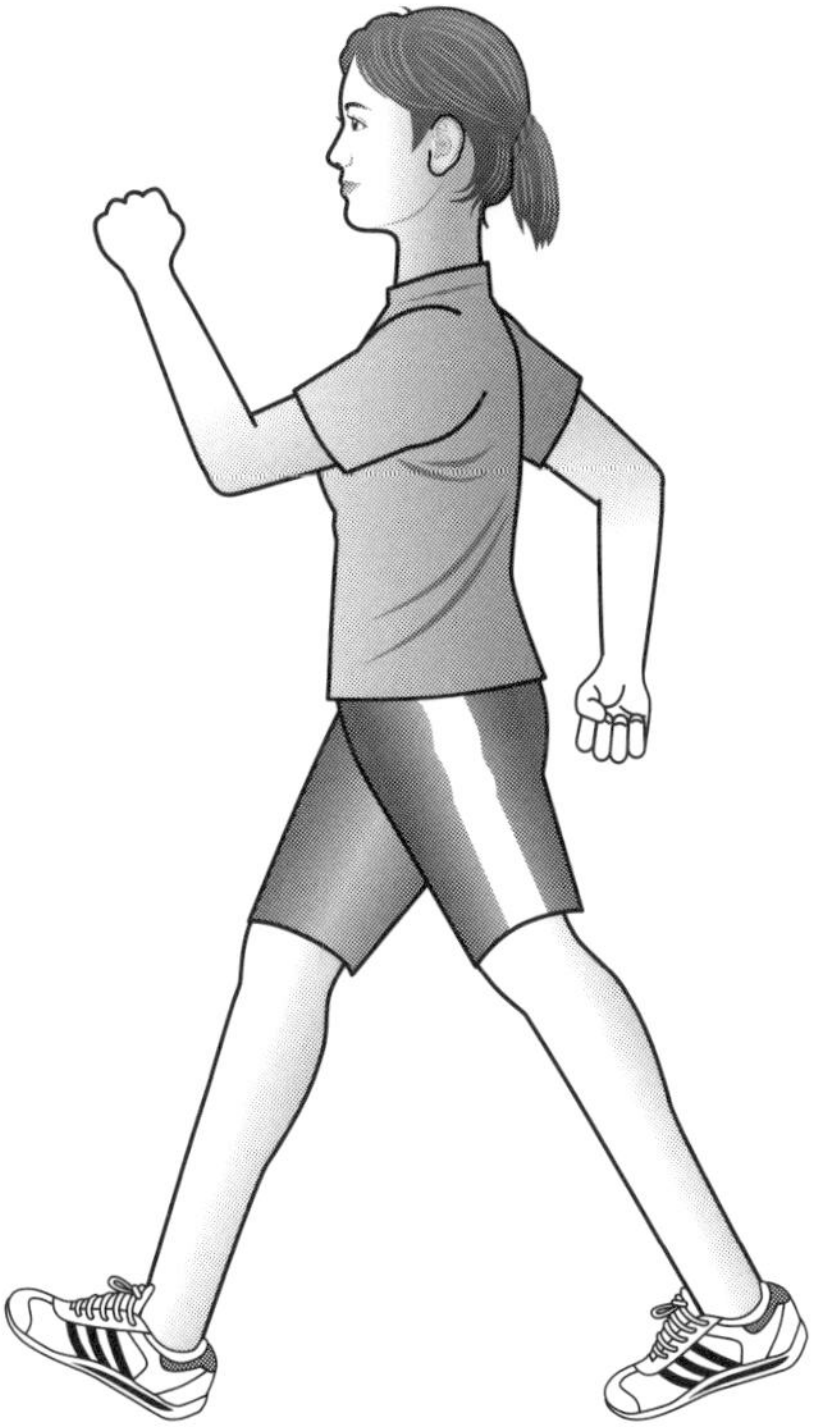

1日の目安の歩行数

認知症予防	4,000歩
耳鳴り・めまい予防	7,000〜8,000歩
体力アップ・健康増進	12,000歩

ウォーキングを続けることで耳鳴りやめまい、耳づまり感が和らいだという声を、患者さんから多く聞くことができています。

（中川雅文）

Q142 ウォーキングがおすすめとのことですが、どんな歩き方がいいですか？

ウォーキングといっても歩き方はさまざま。目的に応じて、その日その日の歩き方を選ぶことが大切です。ここでは3つのウォーキングスタイルをご紹介します。

①**ながらウォーキング**　デジカメやスマホを片手に、景色や花の写真を撮りながらのんびりとウォーキング。ゆとりのある時間帯に2～3時間ぐらいかけ、8000歩をめざしましょう。歩数ばかり気にしていると味けなく、ウォーキングに飽きてしまいますが、写真を撮りながらだと楽しくその時間を過ごすことができます。

②**スタスタウォーキング**　有酸素運動を日々しっかりと効率的にこなしたい。そんな人にはスタスタウォーキングがおすすめ。60～70分で一気に8000歩を歩きます。ウォーキングシューズにスポーツウェアといった軽快ないで立ちで、競歩のように大股でしっかり手を振って歩きます。早起きの習慣に朝のスタスタウォーキングをすれば、幸せホルモンのセロトニンで脳内が満たされて、いいことずくめです。

③**はりきりウォーキング**　ストックを持って手を大きく振りながらのウォーキングは

はりきりウォーキング

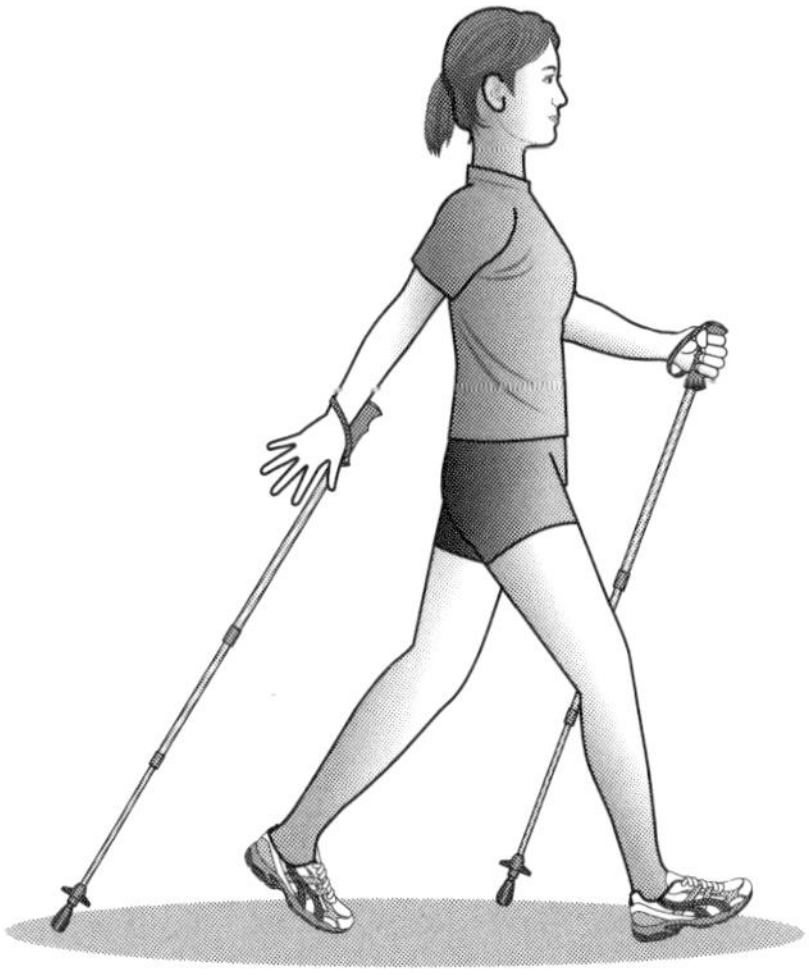

①グリップにストラップがついたポールを両手に持ち、踏み出した足と逆の手のポールを軽く地面につく。
②ポールでぐっと地面を押し、体を前進させる。
③地面を押し出し始めたらグリップから手を離す。

ストックがないときは、
500ミリリットルの水が
入ったペットボトルを握り、
ストックの代用として
使ってもいい。

運動効果が大きく、代謝促進も血流増加も通常のウォーキング（スタスタウォーキング）の3割増になり、動脈硬化（血管の老化）の予防や血管を若返らせる効果も格段に高くなります。ストックを使うノルディックウォーキングを、私は「はりきりウォーキング」と名づけて紹介しています。5000歩程度でスタスタウォーキング並みの効果を期待できるので、時間がないときは、はりきりウォーキングで30〜40分しっかりと歩いてみてください。ポイントは、歩幅は大きく、手はしっかり振ることです。

（中川雅文）

Q143 耳栓を着けて歩くと耳の働きがよくなるというのは本当ですか?

「耳栓を着けて歩きましょう」と説明すると、「周囲の音が聞こえなくて危ないのではないですか?」と心配される人がいます。確かに、騒音対策用の耳栓をして歩くのは危険なのでそれはおすすめしません。ここで私がおすすめしているのは、綿栓(薬局で売っている直径0・5〜1チ《セン》くらいの綿花でできたもの)や、聞こえる耳栓として売られているイヤプラグを使う方法です。

周囲の音はしっかり確認できるようにしたうえで、安全を確保して行う「耳栓ウォーキング」は、いろいろな効果を体感することができます。耳栓をすると、ふだんは意識していない自分の足音が聞こえてきます。この音は、踏み込んださいの足裏の衝撃音が体を伝わって耳まで届いた骨伝導音といわれる音で、耳が開放されている(耳栓をしていない)ときは、脳がその音を無視しているので意識に上がってくることはありません。耳栓をすると骨を伝わるその音の大きさや音色にわずかな変化が生じるため、意識されるようになります。しかし耳栓をしたまま歩いていると、音色や音量

耳栓ウォーキング

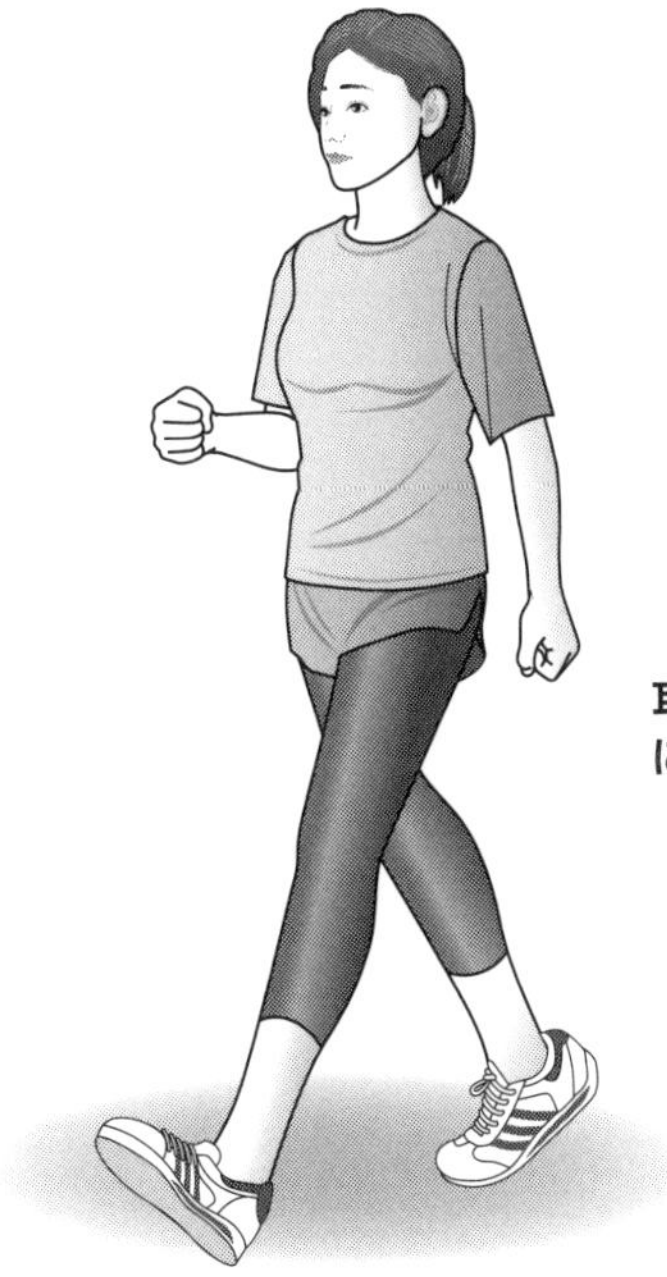

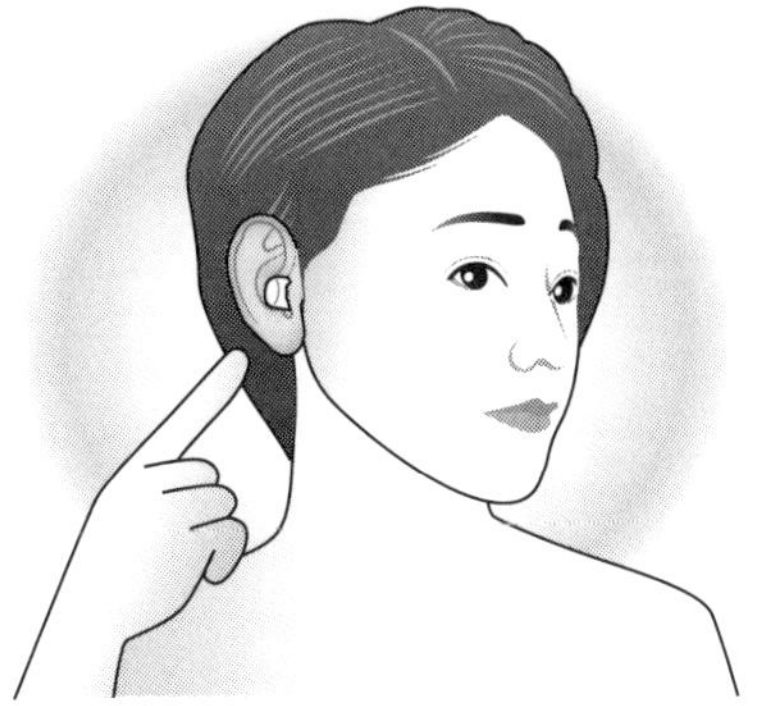

耳栓は、外部の音がある程度聞こえるように軽く入れるか、綿栓やイヤプラグを使う。

耳栓をしたまま20分ウォーキングをする。周囲の音が聞こえづらくなるので、歩き慣れている道や、歩行者専用の安全な場所で行うようにする。

が変わったその音さえも意識の外へ向かっていきます。脳が無視する音の範囲が変化するとき、耳鳴りや周囲のノイズを無視する力もパワーアップするため、耳づまり、耳鳴り、周囲の雑音が気になるといった症状も和らいでいきます。耳鳴りが気になる人は、耳ストレスを和らげてくれるこの耳栓ウォーキングをぜひ試してみてください。最低20分以上は続けて歩くことと、歩く前後のこまめな水分補給も忘れないでください。

（中川雅文）

Q
144

イスに座ってできる耳にいい運動はありませんか?

パソコン作業などで、長時間座りっぱなしになると全身の血流が悪くなり、耳も酸欠や栄養不足に陥り機能が低下してしまいます(Q133を参照)。そうした状態を防ぐために、ときどき立ち上がって運動をするように心がけたいものです。

とはいえ、作業の都合で、なかなか立ち上がる機会のない人もいるでしょう。そんなときは、座ったままできる運動を試してみてください。「座ったままウォーキング」は、その名前のとおり、イスに座った状態で歩く運動ができるエクササイズです。

座ったままウォーキングは、左右のかかとを交互に上げ下げ(カーフレイズ)したり、ひざ裏を伸ばしたり(ストレッチ)する運動です。こうすることで、ふくらはぎの筋肉を効率よく収縮させたり伸ばしたりすることができます。ふくらはぎは「第二の心臓」と呼ばれ、ふくらはぎの筋肉が動くことで、下半身にたまりやすい血液を上部に押し上げる働きをしているのです。そのため、全身の血流がアップして、耳にもいい影響を与えると考えられます。

座ったままウォーキング

座ったままウォーキングは、体力のない高齢者にもおすすめです。１日に何回やってもいいので、時間があるときに行うといいでしょう。１日に２５０回以上動かすことを目安にしてください。

（中川雅文）

①イスに座ったまま、
足踏みをするように
かかとを交互に
上げ下げする。
左右交互に
10回ずつ行う。

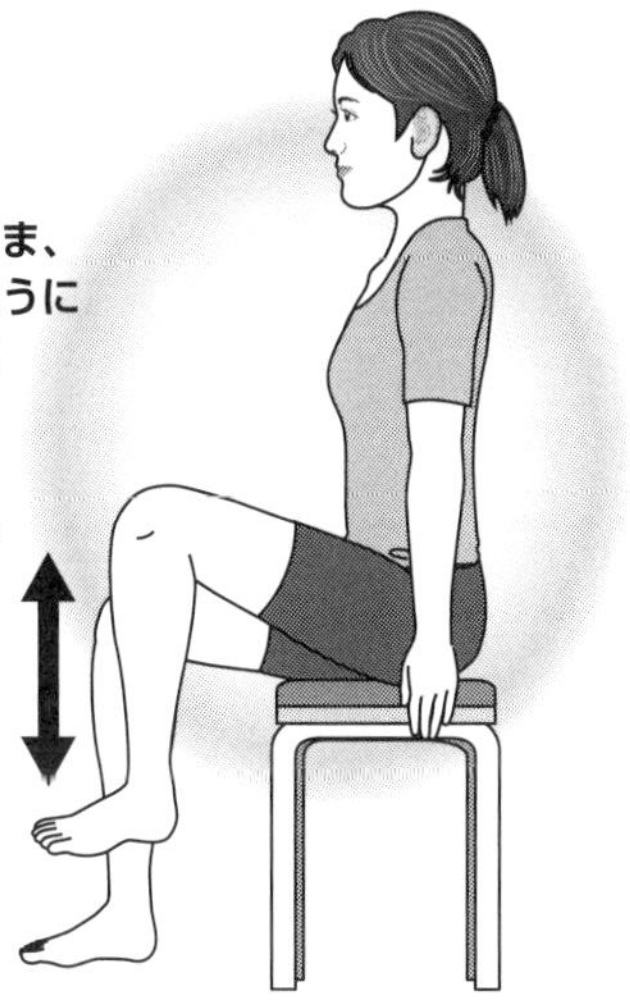

②左右交互にひざ裏を伸ばす。
左右10回ずつ行う。
１日に何回やってもいいが、
太ももを上げすぎると
腰に負担がかかる場合があるので、
腰に不安がある人は注意する。

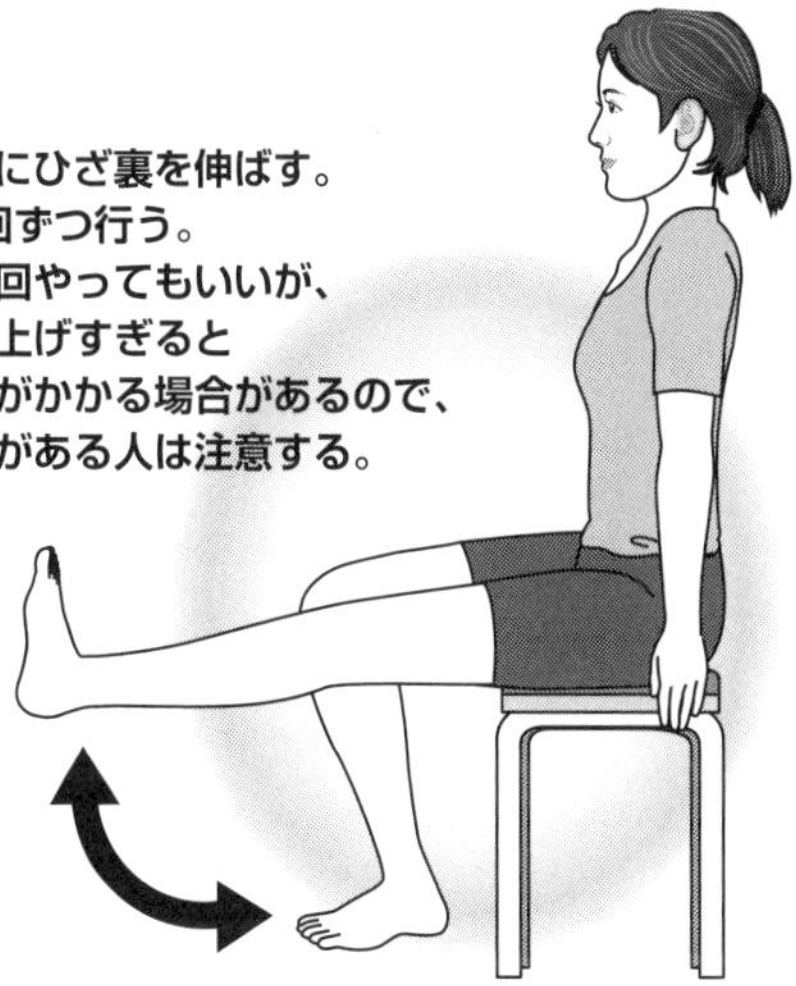

Q145 ノイズキャンセルイヤホンにすれば聴力は守られますか？

ノイズキャンセルイヤホンとは、内蔵されたマイクで周囲の音を拾って分析し、騒音を打ち消す音（逆位相）を発生させることで雑音を低減させるしくみを持つイヤホンです。電車の走行音や飛行機のエンジンノイズなど、快適なリスニングを妨げるさまざまな騒音を低減します。

まわりが騒がしいと、どうしてもスマホや音楽プレーヤーの音量を大きくしてしまいがちになるので、騒音性難聴のリスクが高くなります。そこで、ノイズキャンセルイヤホンを使えば、音量を必要以上に上げずにすむため、耳への負担が軽減されて騒音性難聴を防ぐことにつながることが期待できます。

しかし、耳の負担を軽減させるには、聞く音を小さくするだけでは不十分です。1日、あるいは1週間のうちに聞いても いい許容時間についても、注意を払う必要があります（Q88の表参照）。ノイズキャンセルヘッドホンだからといって、何時間も音楽を聴きつづけても大丈夫というわけではありません。

（中川雅文）

耳鳴り・難聴
耳鼻咽喉科の名医が教える
最高の治し方大全

2020年12月15日　第1刷発行

編集人　小西伸幸
シリーズ統括　石井弘行　飯塚晃敏
編集　わかさ出版
編集協力　森岡知範（スタジオ AK）
装丁　下村成子
イラスト　デザイン春秋会
発行人　山本周嗣
発行所　株式会社文響社
〒105-0001　東京都港区虎ノ門2丁目2－5
共同通信会館9階
ホームページ　https://bunkyosha.com
お問い合わせ　info@bunkyosha.com
印刷・製本　中央精版印刷株式会社

ISBN 978-4-86651-328-7

本書は専門家の監修のもと安全性に配慮して編集していますが、本書の内容を実践して万が一体調が悪化する場合は、すぐに中止して医師にご相談ください。また、疾患の状態には個人差があり、本書の内容がすべての人に当てはまるわけではないことをご承知おきのうえご覧ください。

この本に関するご意見・ご感想をお寄せいただく場合は、郵送またはメール（info@bunkyosha.com）にてお送りください。

脊柱管狭窄症 のベストセラー書籍

腰痛・足裏しびれなど悩みの症状別自力対策 図解

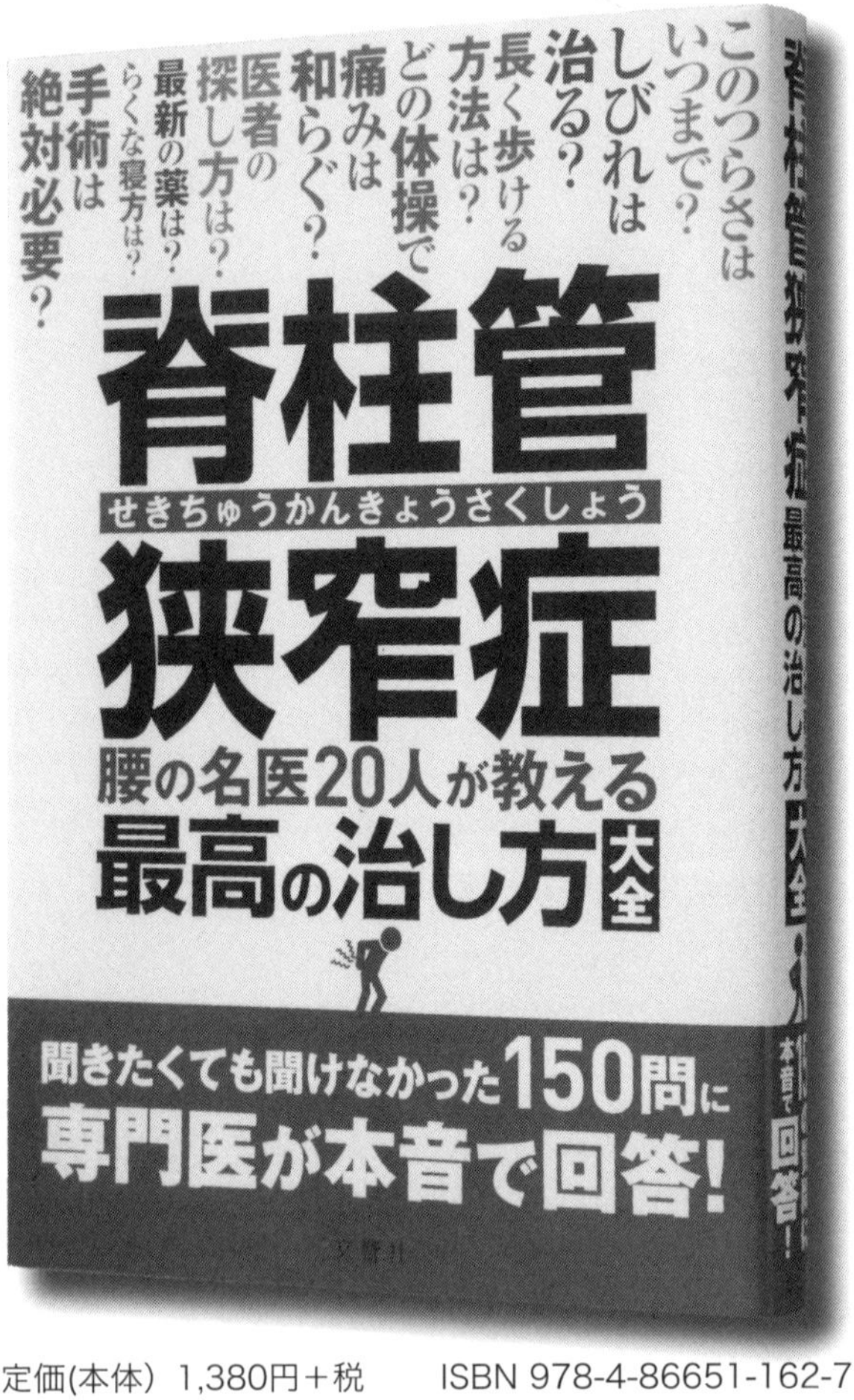

患者さん必携！・最新・最善の対策が見つかる本

定価(本体) 1,380円＋税　ISBN 978-4-86651-162-7

お近くの書店またはお電話
（☎0120-29-9625）にて
お求めください。

Amazonで
購入▶

文響社